Terapia Ocupacional y Exclusión Social

Hacia una praxis basada en los derechos humanos

Erna Navarrete Salas
Pablo A. Cantero Garlito
Alejandro Guajardo Córdoba
Rodrigo Sepúlveda Prado
Pedro Moruno Miralles

Editorial Segismundo

S

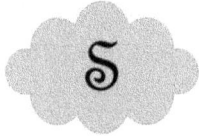

Terapia Ocupacional y Exclusión Social
Erna Navarrete Salas
Pablo A. Cantero Garlito
Alejandro Guajardo Córdoba
Rodrigo Sepúlveda Prado
Pedro Moruno Miralles

Primera edición: Marzo 2015

Versión: 2.0

Copyright © 2015-2017 Erna Navarrete Salas *et al.*

Contacto: Juan Carlos Barroux <jbarroux@segismundo.cl>

Edición de estilo: Juan Carlos Barroux Rojas

Diseño gráfico: Juan Carlos Barroux Rojas

Diseño de la portada: Inés Pepper Berholz

Registro Propiedad Intelectual N° 249.865

ISBN-13: 978-956-9544-14-9   (Print on Demand – Amazon, EBM, etc.)

ISBN-13: 978-956-9544-64-4   (eBook – Kindle, Nook, Kobo, iBook, etc.)

Autores

Erna Navarrete Salas

Master in Medical Science in Ocupational Therapy, Magister en Arte Terapia, Terapeuta Ocupacional, Licenciada en ciencia de la ocupación humana. Profesora Asistente en Docencia Universidad de Chile. Escuela de Terapia Ocupacional.
Santiago, Chile

Pablo A. Cantero Garlito

Terapeuta Ocupacional, Educador Social y Sexólogo. Centro de Rehabilitación Psicosocial. Ayuntamiento de Plasencia. Profesor Asociado Universidad Castilla la Mancha. Facultad de Terapia Ocupacional, Logopedia y Enfermería (Talavera de la Reina). Grado en Terapia Ocupacional. Presidente Colegio Profesional de Terapeutas Ocupacionales de Extremadura.

Alejandro Guajardo Córdoba

Terapeuta Ocupacional. Profesor Asociado y Director Programa Magíster en Terapia Ocupacional, Universidad Andrés Bello. Miembro del Observatorio de Derechos Humanos para personas con Discapacidad Mental. Miembro de la Red de Rehabilitación Basada en Comunidad en Chile.
Santiago, Chile

Rodrigo Sepúlveda Prado

Doctor en Estudios Latinoamericanos. Magíster en Psicología Clínica. Antropólogo. Profesor Asistente en Docencia. Universidad de Chile. Escuela de Terapia Ocupacional.
Santiago, Chile

Pedro Moruno Miralles

Doctor en Psicología y Terapeuta Ocupacional. Profesor Titular Universidad Castilla la Mancha. Facultad de Terapia Ocupacional, Logopedia y Enfermería (Talavera de la Reina). Grado en Terapia Ocupacional.

Contenidos

Prólogo

"Terapia ocupacional y exclusión social: hacia una praxis basada en los Derechos Humanos" es una publicación de importancia mundial, al menos por dos aspectos: el momento histórico en el que están emergiendo las "pequeñas narrativas" (1) de la terapia ocupacional, y los lugares de origen de sus autores y sus contribuciones. Antes de profundizar un poco en estas características particulares, por favor, IMAGINA...

los 'Derechos humanos' como una "pizza universal"... todo el mundo, la humanidad, está dividida en doce grupos de similar tamaño, todos formamos, durante un año, parte en este singular experimento de nuestra historia humana jamás realizado... a partir del mes de enero, todos los miembros del "grupo 1" disfrutan de "un trozo con todos los derechos humanos", mientras que los otros once grupos se verán privados de esas condiciones privilegiadas, y, básicamente, dependen de las sobras que les lancen los miembros misericordiosos del "grupo 1"... en febrero, todos los miembros del "grupo 2" disfrutarán de su "trozo de todos los derechos humanos", mientras que los otros once grupos no lo harán ... repitiéndose este patrón cada mes hasta finales de diciembre. Después de un año, todos nosotros compartimos un mes de experimentar condiciones privilegiadas y once meses de supervivencia del más apto. Después, cada uno de nuestros grupos identifica y elige a un representante que participará en un "think tank" mundial... no sólo para intercambiar e interrogarnos sobre las experiencias y sus condiciones vividas en general, sino también para elevar, de forma colectiva, propuestas de acción viables y sostenibles orientadas a ampliar las raciones de un mes de cada uno de nuestros grupos...

Esta analogía de "los derechos humanos como una pizza universal" continuará al final de este prólogo. Pero en este punto quiero hablar de la significación histórica de este libro y la situacionalidad particular de sus autores en relación con un aparente cambio de paradigma que se ha desarrollado dentro de la Federación Mundial de Terapeutas Ocupacionales (WFOT) desde los inicios del nuevo milenio.

En 2002, la reunión del Consejo de la WFOT adoptó la revisión del documento de Estándares Mínimos. Una de las principales razones que motivó la convocatoria para su revisión fue que "se centró en la necesidad percibida de una mayor flexibilidad, que permitiera las diferencias en necesidades locales en la salud y el bienestar y, por lo tanto, en los contenidos curriculares" (2). *Jean-Francois Lyotard*, 'el padre del postmodernismo', podría haber interpretado este cambio de la siguiente manera: "tras la exposición de narrativas legitimadoras de la WFOT – 'la gran narrativa de la Terapia Ocupacional' – la crítica postmoderna nos recuerda que las 'pequeñas narrativas' son la quintaesencia de la experiencia creativa" (1).

Boaventura de Sousa Santos, a este respecto, habla de "epistemologías del Sur", las cuales fueron utilizadas para identificar filosófica y teóricamente y además para fundamentar prácticas y racionalidades críticas emergentes en *Occupational Therapies without Borders: Towards an Ecology of Occupation-Based Practices – Volume Two* (3), con lo cual en este libro resuena particularmente. Aquí también parece ser útil compartir la interpretación de Drucilla Cornell de Comaroff y el trabajo de Comaroff "Teoría del Sur" (4) ", subrayando que las candentes cuestiones teóricas del Sur global son, simplemente, los temas críticos candentes que una nación declara a todo el mundo lo que están enfrentando [...] su punto es que tenemos una evolución de Euro-América a África y América del Sur [...] no es de extrañar que nos encontramos con el desafío de reinantes definiciones hegemónicas de la política, derecho, ética y moral que toman lugar en el Sur global de una manera que está obligando a las personas involucradas en las luchas a repensar sus categorías fundamentales "(5, p. 174). Este libro todavía puede ser apreciado como una manifestación de esta evolución que Cornell articula. Y como lo he propuesto antes, para poder encontrar nuestras autenticas terapias ocupacionales en el Sur, y probablemente de alguna manera, tenemos que perder el norte (6).

Lo que también refuerza la propuesta central de que "la terapia ocupacional constituye una práctica basada en posibilidades, que alcanza una práctica basada en la evidencia a través de la evidencia basada en la práctica" (3). En 2003, la WFOT se embarcó en su primer proceso de revisión por pares a nivel mundial para formular una Declaración de Posicionamiento sobre Rehabilitación Basada en la Comunidad, un asunto que trascendía los principales intereses de la terapia ocupacional como institución. En abril de 2004 (7), tras un debate energético, el Consejo de la WFOT aprobó éste posicionamiento en Ciudad del Cabo, Sudáfrica. Poniéndose en marcha una tendencia a desarrollar juntos otros documentos de carácter político concernientes a lo que generalmente se entiende como "lo que es bueno o malo para el hombre y el planeta": Los Derechos Humanos (8), La Diversidad y la Cultura (9), los Desplazamientos Humanos (10) y el Medio Ambiente Sostenible (11).

Se puede argumentar del reconocimiento realizado por la Federación, primero en la esfera interna y luego en la pública, que la Terapia Ocupacional no ha estado siempre disponible, ni necesariamente respondía a todas las personas y sus necesidades ocupacionales ... sino sólo para una fracción, para "un grupo fraccionado particular, al que se le ofrece un trozo particular", igual que en la metáfora sobre "los Derechos Humanos como una pizza universal"... mientras el resto de "los once grupos" fueron pasados por alto, sin compromiso ni servicio alguno. La WFOT reconoce que la salud - enfermedad no es exclusivamente un aspecto biológico o individual, sino una consecuencia de los determinantes sociales de la salud y la calidad de vida (12, 13). Por tanto, estos conceptos deben guiar y estructurar de manera más explícita la mirada de nuestra profesión y nuestra praxis.

No resulta extraño que este aparente cambio de paradigma pudiera haber influido en la decisión de organizar el primer Congreso de la WFOT en el continente de América Latina, en Santiago de Chile del 3 al 7 de mayo de 2010. Y parece significativo que el español fuese adoptado como idioma principal del evento con traducción simultánea al inglés. Por primera vez, además, los "Derechos Humanos" eran el tema central del Congreso.

Por todo ello, parece relevante y oportuno señalar que este libro "Terapia ocupacional y exclusión social: Hacia una praxis basada en los derechos humanos", no proviene de colegas cuya lengua materna sea el inglés, el idioma dominante en nuestra profesión, sino el español, quizá nuestro segundo idioma emergente. Y sus posicionamientos, perspectivas y contribuciones desde el "Sur", – desde las periferias del "norte global" (España) y el "sur global" (Chile, Burkina Faso) – parecen haber incorporado en su esencia algunos de los mensajes clave que nuestra colega Brasileña *Sandra María Galheigo* ofreció en su discurso de clausura del Congreso de la WFOT en 2010: "Lo que hay que hacer: las responsabilidades de la terapia ocupacional y los desafíos en materia de Derechos Humanos" (14): "abordar cuestiones de Derechos Humanos conlleva responsabilidades éticas y políticas para los terapeutas ocupacionales"; "que requieren nuevas aproximaciones educativas y enfoques epistemológicos"; para los cuales "debemos participar en la creación de redes y del diálogo más allá de las fronteras" (14).

Después de rebobinar y mirar hacia atrás, en un intento de buscar las influencias del por qué y cómo este libro ha sido creado, situándose históricamente en la evolución de nuestra profesión, ahora permítanme adelantar un poco.

La fecha en la que escribo este prólogo es el 20 de septiembre 2014, mirando hacia el futuro, en dos años, probablemente en junio de 2016, el Consejo de la WFOT se reunirá, tal vez, de nuevo significativamente en el Sur global, en Medellín, Colombia. Uno de los principales temas de la agenda de los delegados de los 77 países miembros será la discusión de la "Revisión de los Estándares para la Educación de los Terapeutas Ocupacionales". Los principales cambios en los "Nuevos Estándares Mínimos" de 2002 se basaron en informar las declaraciones de posicionamiento de la WFOT mencionadas con anterioridad, particularmente en materia de Derechos Humanos. Durante 2014 y 2015 las Asociaciones miembro y los delegados pueden solicitar y comprometerse a nivel local discutir y debatir las recomendaciones que se ofrecen a la WFOT por su Grupo Asesor Internacional, en relación con la integración de los derechos humanos en los *Standards* Mínimos para ser revisados.

Teniendo en cuenta la relativa falta de literatura sobre los Derechos Humanos en terapia ocupacional y en ciencia de la ocupación, por lo tanto, la escasez de materiales educativos para apoyar la introducción de los Derechos Humanos en los programas educativos, la llegada de esta publicación Iberoamericana "Terapia Ocupacional y la exclusión social: Hacia una praxis Basada en los Derechos Humanos" no podría haber aparecido en un momento mejor. Es de esperar que la necesaria activación de la discusión y el debate, inspire prácticas basadas en los Derechos Humanos por parte de los terapeutas ocupacionales y los científicos ocupacionales por igual. Y considero probable que éste trabajo vaya a suponer un recurso de información en el proceso de discusión y *feedback* que producirá los Estándares Revisados de la WFOT en 2016.

Ahora volvemos a la analogía de los "Derechos Humanos como una pizza universal", cuya trama parece prestarse a una historia universal para niños, o incluso a una serie de historias en múltiples lenguajes. El tema central de la analogía podría condensarse en "compartir es cuidar", una frase que mis hijas aprendieron en el jardín de infancia y que repiten con frecuencia cuando interactúan entre sí y con sus amigos. Quiero añadir que "compartir" incluye también "el Bien y el Mal" como se muestra en la analogía. Pero por alguna extraña razón o razones, a medida que nuestros hijos crecen, parecen ser empujados a sustituir este principio por la preocupación de "yo, mi, me, conmigo"... que parece basarse en el supuesto miope de que si todo el mundo adopta esta filosofía, cada uno de nosotros estaríamos haciéndolo bien.

Retomando el hilo de la historia en donde lo dejamos:

> *... las propuestas de acción se negociaron y se llevaron a cabo dentro de sus contextos de vida cotidiana. Esta virtuosa labor "socio-política" es una búsqueda de formas de vida "buenas para los hombres y el planeta", donde la construcción de las definiciones de dichas formas de vida encarnan un proceso que termina sólo cuando la vida llega a su fin. Por lo tanto, en lugar de ser definidas desde el principio, la práctica o las prácticas basadas en los "Derechos Humanos" adquieren definiciones performativas a través de vivirlas...*

Así la lucha continúa...

Frank Kronenberg
Ciudad del Cabo, Sudáfrica
20 de septiembre, 2014

Referencias

1. *Lyotard JP. The Postmodern Condition: A Report on Knowledge. Minneapolis: U of Minnesota; 1984.*

2. *World Federation of Occupational Therapists. Internet Minimum Standards for the Education of Occupational Therapists; 2002.* Disponible en: **http://www.wfot.org/wfot2014/pdf/Entry_Level_Competencies_Draft.pdf**

3. *Kronenberg F, Pollard N, Ramugondo E. (2011). The courage to dance politics. En: Kronenberg F, Pollard N, Sakellariou D. Occupational Therapies without Borders: Towards an ecology of occupation-based practices – Volume 2. Oxford: Churchill Livingstone-Elsevier; 2011. P. 367-375.*

4. *Comaroff, J. Comaroff, J.L. Theory from the South: Or, How Euro-America is Evolving Toward Africa Colorado, Boulder: Paradigm Publishers. 2011*

5. *Cornell D. Ubuntu and Subaltern Legality. In: Leonhard P, Siphokazi M. (Eds) Ubuntu: Curating the archive. Thinking Africa Series. Durban: UKZN Press; 2014. p. 167-175.*

6. *Kronenberg F, Westman S.* Diálogos - Capítulo 31. Universidad Nacional del Litoral. 2013. Disponible en: **https://www.youtube.com/watch?v=i1OXbZ_ezk8**

7. *World Federation of Occupational Therapists. Position statement: Community Based Rehabilitation; 2004.* Disponible en: **http://www.wfot.org/ResourceCentre.aspx#**

8. *World Federation of Occupational Therapists. Position statement: Human Rights; 2006* Disponible en: **http://www.wfot.org/ResourceCentre.aspx**

9. *World Federation of Occupational Therapists. Position statement: Diversity and Culture; 2010.* Disponible en: **http://www.wfot.org/ResourceCentre.aspx#**

10. *World Federation of Occupational Therapists. Position statement: Human Displacement; 2014.* Disponible en:**http://www.wfot.org/ResourceCentre.aspx#**

11. *World Federation of Occupational Therapists. Position statement: Environmental Sustainability, Sustainable Practice within Occupational Therapy; 2012.* Disponible en : **http://www.wfot.org/ResourceCentre.aspx**

12. *World Health Organization. Interim statement of the Commission on Social Determinants of Health; 2007.* Disponible en: **http://www.who.int/social_determinants/thecommission/interimstatement/en/index.html**

13. *World Health Organization Closing the Gap in a Generation. Commission on the Social Determinants of Health; 2008.* Disponible en: **http://www.who.int/social_determinants/thecommission/finalreport/en/index.html**

14. *Galheigo, S.M. What needs to be done? Occupational therapy responsibilities and challenges regarding human rights. Aust Occup Ther J.* 2011; 58(2):60-6. doi: 10.1111/j.1440-1630.2011.00922.x.

CAPÍTULO I: APROXIMACIÓN A LA SOCIEDAD Y A LA COMUNIDAD DESDE LA TERAPIA OCUPACIONAL

"Una nueva y arrasadora utopía de la vida, donde nadie pueda decidir por otros hasta la forma de morir, donde de veras sea cierto el amor y sea posible la felicidad, y donde las estirpes condenadas a cien años de soledad tengan por fin y para siempre una segunda oportunidad sobre la tierra."

Gabriel García Márquez: Cien Años de Soledad

Introducción

La visión de la terapia ocupacional acerca de la ocupación y la salud ha ido cambiando de manera considerable a lo largo de las últimas décadas, estos cambios no sólo se han producido por el desarrollo de la profesión en la promoción de la salud, sino también por los cambios acaecidos en los valores tradicionales, y por las transformaciones experimentadas en las sociedades actuales. Es así como en los últimos años la terapia ocupacional está cobrando una enorme relevancia en el ámbito sociocomunitario, la creciente demanda de intervención con colectivos de personas en situación de exclusión, de segregación y de riesgo social, que presentan una marcada falta de participación ocupacional y de respeto integral de sus derechos humanos, lo cual se expresa de manera importante en la exclusión de ocupaciones dignas y en la falta de una condición sustantiva de su ciudadanía.

De este modo, la terapia ocupacional se ha visto exigida a modificar la comprensión de los fenómenos con los cuales tiene que actuar así como sus métodos de intervención. Su práctica se ha visto tensionada en tres ejes sustanciales: de lo individual a lo colectivo; de lo institucional al espacio comunitario y de la sociedad civil y, de los problemas de salud a problemas sociales con efectos en la salud.

Sus implicaciones son evidentes en términos de la conceptualización de quién es el sujeto (individuo, persona, grupo, comunidad, población), qué es lo que vamos a entender por ocupación (expresión individual, manifestación individual que incluye construcciones simbólicas y culturales o, fenómeno producido socialmente), de sus prácticas en los espacios cotidianos, las implicaciones éticas, políticas y sociales de su quehacer y si el foco central es la salud o lo social (que incluye, también, la salud) (1).

El cruce de la terapia ocupacional al campo de lo social, en términos de problemas sociales a los cuales está siendo convocada, tiende a articularse de manera transformadora con la mirada construida históricamente en la profesión en cuanto a que las ocupaciones[1] juegan un rol preponderante en la vida y en la práctica social (2). Esto no sólo se produce en el ámbito de la salud, sino particularmente, en el campo del llamado bienestar social y psicosocial, lugar en el cual se puede situar el proceso salud - enfermedad.

Las dificultades con la que tropiezan millones de personas en el mundo para desarrollar sus ocupaciones encuentran su explicación en las condiciones históricas, estructurales en las que ellas se producen y manifiestan. Frente a estas consideraciones los terapeutas ocupacionales, no tienen suficientes elementos para desarrollar un cuerpo de conocimiento de manera metódica y lo suficientemente sólido para abordar estas situaciones. Ha sido en las dos últimas décadas cuando han surgido algunos trabajos de reflexión sólidos acerca de la influencia de las cuestiones sociales sobre el desempeño y la participación ocupacional. Hasta el momento podemos identificar los ejes de procedencia de éstos autores, por un lado los europeos, *Kronenberg*, Simó Algado y *Pollard* (3), y por otro, los principales teóricos vinculados con los modelos canadienses *Townsend* (4, 5), *Wilcock* (6), *Nilsson* (7) y finalmente el entorno latinoamericano que estaría encabezado por la brasileña *Sandra Galheigo* [2].

En el año 2010, la *American Occupational Therapy Association* (AOTA) dedicó el primer número del *American Journal of Occupational Therapy* (AJOT) de manera monográfica a cuestiones que estaban vinculadas con la justicia ocupacional y la

---

[1] Ocupación, aquella actividad con sentido en la que la persona participa cotidianamente y que puede ser nombrada por la cultura. Álvarez, E.; Gómez, S.; Muñoz, I. *et al.* Definición y desarrollo del concepto de Ocupación: ensayo sobre la experiencia de construcción teórica desde una identidad local. Revista Chilena de Terapia Ocupacional, N° 7, noviembre 2007.

[2] *Sandra Galheigo*, profesora de TO de la Facultad de Medicina de la Universidad de *São Paulo*, Brasil.

desigualdad en la salud[3] (8). Cabría preguntarse aquí por la praxis desarrollada desde otros espacios y latitudes geográficas que no llega a ser conocida a través de las revistas y de la literatura profesional más difundida.

Por otro lado, en el campo de las prácticas de terapia ocupacional, se pueden encontrar experiencias primarias de lo socio comunitario, lo político y los Derechos Humanos (en adelante, DDHH), desde la vertiente de la antipsiquiatría y la reforma psiquiátrica que impactan posteriormente en la disciplina. A modo de ejemplo, en Latinoamérica a finales de los setenta, y durante la década de los ochenta (en el mundo de la ONG y DDHH) (9), pero particularmente al inicio de la década de los noventa, con la llamada salud mental comunitaria y el modelo comunitario en salud mental y psiquiatría, que no sólo se traduce en la desinstitucionalización de las personas que vivían en hospitales psiquiátricos, sino también, de las propias disciplinas que la sustentaban, entre ellas la terapia ocupacional. De esta forma, las acciones se desplazan al barrio, a la comunidad, a instancias como hogares protegidos, clubes sociales, articulada con organizaciones comunitarias, entre otras, en la llamada Rehabilitación Psicosocial (10). Como reconoce Vázquez C.: "en la tarea de construcción del horizonte y de las herramientas de la rehabilitación está entreverado un proceso paralelo de desconstrucción. Una desconstrucción que, irónicamente, no es sólo física sino también conceptual derribando viejos mitos y modelos de actuación. En cuanto a la desconstrucción física conviene no olvidar que (...) el proceso de desinstitucionalización o, mejor dicho, desmanicomialización, es imparable (...); a esta desconstrucción institucional habría que añadir un necesario elemento crítico de deconstrucción conceptual". Este tipo de rehabilitación pondrá en relación a la persona con las demandas que el contexto genera, pero no linealmente, sino en un proceso interactivo. Sin embargo, existirá un peso específico mayor en los factores psicosociales. Al respecto, Saraceno en su texto "La Liberación del Paciente Psiquiátrico", sistematiza cuatro tradiciones que se han ido estructurando en el trabajo en rehabilitación psicosocial, constituyéndose en modelos operativos de intervención: Modelo de Habilidades Sociales, Psicoeducativos, de Spivak y Ciampi (11, 12). Algunas experiencias de rehabilitación psicosocial se encuentran en Río Negro en Argentina, Campinas en Brasil e Iquique en Chile (9).

---

[3] Nos referiremos más tarde a algunos de los artículos de este monográfico editado por *Brent Braveman* y *Yolanda Suárez – Balcazar* que se inscriben dentro de los ámbitos más o menos clásicos de la Terapia Ocupacional. Pero nos gustaría hacer una especial mención al trabajo de *Anne B. Blakeney* y *Amy Marshall* que relaciona la calidad del agua, la salud y las ocupaciones humanas en los Apalaches del este de *Kentucky* (EEUU) y cómo la destrucción de los acuíferos, la contaminación del agua y la degradación medio ambiental habían transformado las ocupaciones de la comunidad hacia un marco de injusticia ocupacional en las formas de desequilibrio, privación y alienación ocupacional. Este trabajo trata de responder a una cuestión de enorme interés actual y futuro: ¿Cómo la degradación medioambiental y el cambio climático condicionan la salud y el desempeño ocupacional de los seres humanos?

De la misma forma, en los años 80, emerge con fuerza la Rehabilitación Basada en Comunidad (en adelante, RBC) vinculada a las experiencias de Atención Primaria en Salud y a la Declaración de Almá-Atá[4]. El desarrollo de estas prácticas se manifiesta en diferentes trayectorias, dependiendo del eje analítico que se adopte: geográfico (europea, asiática, latino americana, africana, entre otras); político (desde el Estado o de base social - institucional o de sociedad civil); sanitario o desarrollo comunitario, entre otros. También, en acciones más vinculadas a los productos de apoyo, al sistema sanitario o a la base comunitaria. Paralelamente y de modo simultáneo emergen conceptualizaciones frente a la discapacidad y los DDHH, que convocan a la terapia ocupacional en el terreno de la rehabilitación a nuevas teorizaciones así como a nuevas formas de acción de la ocupación. De igual modo, en este ámbito se produce otro importante proceso emergente que tensiona el quehacer tradicional, nos referimos a la aparición de movimientos sociales vinculados a las personas con discapacidad. El Movimiento de Vida Independiente, y el conformado por personas que participaron en guerras, entre otros, reivindican sus derechos sociales y políticos. Así, la terapia ocupacional situada en el terreno de la rehabilitación y la discapacidad se ve interpelada a establecer marcos relacionales y formas de actuación que remueven su posición tradicional de experticia y asimetría en la cual se ha configurado y es, de alguna forma, obligada junto a otras profesiones, a establecer diálogos democráticos con la sociedad civil organizada. Un buen ejemplo de esto, es la demanda reivindicativa del movimiento de personas con discapacidad expresada en el lema "Nada para Nosotros sin Nosotros"[5].

Contribuye de modo decidido en todo lo anterior, la aprobación de la Declaración de los Derechos Humanos de Personas con Discapacidad (13), donde uno de los ejes centrales lo constituye la existencia del reconocimiento de la plena capacidad jurídica de las personas en situación de discapacidad; es decir, lo primario de cada sujeto es su ciudadanía y autonomía, más allá de cualquiera condiciones de salud o de otro tipo. En el fondo, la politización del sujeto y su traducción en diferentes movimientos sociales y políticos orientados al reconocimiento de la identidad y de la diferencia (14).

Lo que se pretende señalar, es que la terapia ocupacional, desde sus campos más tradicionales (hospitales psiquiátricos, hospitales generales, de la rehabilitación, discapacidad) y por razones histórico sociales (Estado Bienestar y Protector, Cambio social y procesos políticos años 1960 – 1980, desarrollo de la Medicina Social y Salud Pública) ya estaba siendo convocada a resituar lo ocupacional y sus métodos de trabajo

---

[4] Conferencia Internacional sobre Atención Primaria de Salud, Almá-Atá, URSS, 6-12 de septiembre de 1978

[5] Werner, David, 1998, NADA SOBRE NOSOTROS SIN NOSOTROS; Desarrollando tecnologías innovadoras para, por y con personas discapacitadas.

hacia el terreno de lo social y lo colectivo. Posteriormente (15), como una reacción a la consolidación de lo neoliberal, la globalización, el mercado y sus efectos en la vida social y comunitaria, en el bienestar social y psicosocial, la enfermedad ya no es considerada sólo un aspecto individual y de fundamento únicamente biológico y se coloca en el centro, conceptos como determinantes sociales en salud y calidad de vida.

La terapia ocupacional hoy ha transitado decididamente al plano de lo socio comunitario y psicosocial, incluso en la llamada intervención clínica. La política de salud actualmente se orienta hacia la ambulatorización de los procesos, territorialización y sectorización, participación ciudadana, autogestión y la acción en los espacios cotidianos de las personas. Se retoman principios de organización sanitaria de Almá-Atá y la Atención Primaria en Salud recupera un rol protagónico. La externalización de servicios impulsada por el mercado, la privatización de los recursos, intensifica esta propuesta lamentablemente en un sentido de reducción de costos o economicista lo que está en contraposición con los principios de base comunitaria.

Por otra parte, las demandas desde el estado a través de las políticas sociales hacia la terapia ocupacional, como se ha señalado, comienzan a guardar relación con la prevención, la inclusión social, la ciudadanía, el desarrollo comunitario, la empleabilidad, entre otros aspectos y planteamientos. De igual modo, el espectro de campos de actuación desborda los temas clásicos de salud - enfermedad - discapacidad y la disciplina comienza operar en otros sistemas sociales (educación, trabajo, justicia, diseño y gestión de políticas sociales). Así también, en otras problemáticas no tradicionales como violencia, guerra, migraciones, pobreza, género, etc.

Es en la actualidad cuando los terapeutas ocupacionales están realizando un mayor esfuerzo de sistematización y de desarrollo de una praxis transitando desde una definición del rol (1, 7), a una mayor preocupación por los procesos identitarios de la profesión, su implicación y el compromiso de los terapeutas ocupacionales en los procesos de cambio social y ocupacional, que se relaciona a escenarios de trabajo que no pueden desagregarse en áreas delimitadas para diferentes profesiones y cuya característica central es la complejidad a la cual están convocados diferentes actores y que requieren de un posicionamiento transdisciplinar (16).

Deseamos sumarnos a este ejercicio de análisis crítico de la realidad, de los procesos de exclusión e inclusión social, así como de propuestas de buenas prácticas que faciliten los procesos de cambio, transformación, construcción de un mundo más justo, menos anguloso para toda la ciudadanía. *Kronenberg* afirma que "para dirigir nuestras relaciones profesionales con un enfoque centrado en las personas, necesitamos empoderarnos como agentes sociales capaces del cuestionamiento y la acción crítica" (3).

Por otro lado con las investigadoras canadienses *Wilcock* y *Townsend* (17) surge el concepto de *justicia ocupacional,* tema estudiado, criticado y publicado en la *Journal of Occupational Science* en el año 2002, donde se insta a los terapeutas ocupacionales a reflexionar y compartir acerca de esta nueva mirada de la justicia, donde el foco principal está en las necesidades, fortalezas y potenciales ocupacionales de los humanos como seres ocupacionales. Nos queda mucho por recorrer, debemos ahondar más aún sobre estos conceptos para completar nuestros estudios con el fin de dar crédito de una Terapia Ocupacional preocupada por la justicia y la equidad, lo cual es un piso mínimo de cualquier acción desde la RBC, situando sociohistóricamente los escenarios en los cuales emergen y actúan las categorías antes señaladas.

Lo hemos destacado en numerosas ocasiones y seguro que ésta no será la última vez que lo hagamos. Nuestra profesión debe ser capaz de poner en el centro de su quehacer los DDHH, desde una perspectiva colectiva y comunitaria y que se oriente hacia la justicia y la inclusión social. No sólo eso, deber ser capaz de comprometerse críticamente a través de la educación, la investigación y la práctica para tratar de eliminar las desigualdades. Aún más, debemos ser capaces de fortalecer nuestras estrategias de comunicación para trabajar eficazmente con otros que comparten preocupaciones similares y así lograr una transformación integral de la sociedad. Se hace, por tanto, necesario explorar el "afuera", los espacios que transitan los viejos y nuevos habitantes de nuestro mundo y desarrollar una comprensión crítica de "las memorias, las creencias, los valores, los significados, etcétera… que existen realmente allí afuera, en el mundo de la acción y de la interacción social" (18).

Es necesario salir de nuestro mundo, de nuestras visiones, explorar los límites para ser capaces de darnos cuenta de lo que ocurre (al menos, de manera aproximada) en esa sociedad, en esta comunidad que también es la nuestra o la/s comunidad/es en las que iniciamos nuestros procesos de intervención y transformación. Nuestro objetivo con este trabajo es, por un parte, reflexionar acerca de los enfoques conceptuales que dotan de un soporte teórico básico a la práctica de la terapia ocupacional en este ámbito tales como: la globalización y los problemas contemporáneos, la exclusión social, la justicia social, los derechos humanos, la ciudadanía, el empoderamiento y/o fortalecimiento, la rehabilitación basada en la comunidad, la ciudad con sus espacios y lugares.

Y por otra proponer una serie de orientaciones técnicas que proporcionen una metodología para llevar a cabo la intervención. No podemos dejar de lado la necesidad de nuevos enfoques y de nuevos soportes teóricos para la práctica de la terapia ocupacional.

Por último consideramos que el poder de transformar el mundo a través de la ocupación se pone de manifiesto en muchas de las buenas prácticas que hemos venido recogiendo en este volumen. En este sentido este trabajo presenta experiencias y fundamentos teóricos de la posición del terapeuta ocupacional como sujeto crítico comprometido con la transformación de la realidad.

1. La Globalización y problemas contemporáneos

"¡Ah, sí, la globalización!
Es una maravillosa excusa para muchas cosas."
R.M. Solow, Nobel de Economía, 1970

"La mercancía es en sí y para sí por sobre cualquier barrera religiosa, política, nacional y lingüística. Su idioma universal es el precio, y su comunidad el dinero. Pero en la medida en que se desarrolla la moneda universal en oposición a la moneda nacional, el cosmopolitismo del poseedor de mercancías se convierte en creencia, en la razón práctica contrapuesta a los prejuicios tradicionales de la religión, de la nación, etc., que obstaculizan el intercambio material entre los hombres"
(Marx, K.)

El debate social, político y mediático acerca de la definición de la llamada "globalización" resulta especialmente rico pero también sumamente controvertido y contradictorio. Trataremos, por tanto, de mostrar las visiones que gozan de un mayor consenso en la actualidad, especialmente a lo que se refiere a los planteamientos económicos y al impacto social que supone. En palabras del Catedrático de Economía Internacional, Luis de Sebastián (19), entendemos la globalización "como el resultado, todavía parcial y no predeterminado, de un proceso que tiende a unificar los mercados nacionales de bienes y servicios (y por "servicios" se entienden muchas actividades) en grandes mercados mundiales, a la vez que se introduce la lógica del mercado (privatización) en más esferas y campos de acción de la vida social de la humanidad. El proceso de globalización está siendo impulsado por tres grandes fuerzas: la integración económica de las empresas y los mercados, las innovaciones tecnológicas y una revolución política conservadora."

La globalización es un hecho histórico que se puede entender como un largo proceso, de varias etapas que se remonta a los inicios del capitalismo (20). Desde sus comienzos el capitalismo necesita crecer, por la lógica estructural de acrecentar permanentemente las ganancias. Este imparable proceso de globalización se potenció de manera significativa durante la crisis económica que estalló en 1973 y que incrementó la competencia entre las diferentes empresas, especialmente entre aquellas que tenían un mayor capital e influencia política y económica. La introducción, a partir de este momento de las Tecnologías de Información y Comunicación junto con la disminución de los costes del transporte ha ido permitiendo la internacionalización de sus actividades económicas. Se han puesto así de manifiesto cambios en los diversos ámbitos socioeconómicos que se han ido reforzando paulatinamente con la progresiva desaparición de regímenes políticos comunistas, escenificado con la caída en 1989 del muro de Berlín.

Algunas de las características más significativas son las siguientes:

- *La expansión de nuevas formas de producción*: el valor del conocimiento, de la movilidad de las ideas, la expansión internacional del comercio.
- *Cambios en el mundo del trabajo*: Pese a la cierta inestabilidad y precariedad en el mercado laboral, señala *Carnoy* (21) que "El crecimiento del empleo depende sobre todo de decisiones socialmente determinadas relativas a los usos de la tecnología, la política de inmigración, la evolución de la familia y la distribución institucional de la vida laboral en el ciclo vital, el nuevo sistema de relaciones industriales y las políticas económicas." El crecimiento económico deja de relacionarse con el aumento del empleo. Bajan los niveles de sindicalización de la masa laboral. Se generaliza la tercerización del personal en las grandes empresas. En el contexto de la flexibilización, que afecta la estabilidad del empleo, los salarios y la duración e intensidad de la jornada laboral. Aumenta la diferenciación en los mercados de mano de obra, aumentando jerarquización según grado de calificación. Lo que se relaciona con la fuerte incidencia del conocimiento en el proceso de producción.
- *Cambios en el mundo del capital*: Se ha incrementado la concentración del capital y de las empresas; han aumentado las empresas transnacionales; de manera gráfica los ricos son cada vez más ricos y los pobres cada vez más pobres.
- *Deterioro del medio ambiente*: el aumento del consumo, del transporte ha generado un impacto enorme sobre el planeta minando las posibilidades de un crecimiento sostenible. Se ha ocasionado un dramático aumento del cambio climático con consecuencias desastrosas especialmente para los países más pobres y sus habitantes.
- *Cambio del papel del Estado como agente político, social y económico*: los estados han perdido margen de maniobra a la hora de establecer sus propias políticas económicas, el Banco Mundial y el Fondo Monetario Internacional han marcado con su políticas neoliberales el curso de no pocos países incrementando la pobreza y la dependencia del exterior; aunque "pese a su desbordamiento por flujos globales y a su debilitamiento por identidades regionales o nacionales, el Estado nación no desaparece y durante un largo tiempo no desaparecerá, en parte por inercia histórica y en parte porque en él confluyen muy poderosos intereses, sobre todo los de las clases políticas nacionales, y en parte también porque aún es hoy uno de los pocos

mecanismos de control social y de democracia política de los que disponen los ciudadanos" (21).

Por otro lado los resultados de las políticas de los centros capitalistas tienen resultados distintos en diferentes regiones del planeta. En este contexto América Latina en la fase actual del neoliberalismo experimenta, en la mayoría de los países, un menor crecimiento y mayor inequidad que en décadas anteriores. Esta situación ocasiona tres efectos que se entrecruzan de manera dramática: "Primero, la reafirmación de la tendencia centralista autoritaria en conflicto con el estado de derecho. Segundo, el comienzo de un cambio desde el modelo europeo de autonomía colectivo al modelo norteamericano de autonomía individual, especialmente en algunos países como Perú, Ecuador. México, Argentina y Chile. Tercero, la despolitización relativa de la sociedad, que en un comienzo es forzada, pero que posteriormente, ya retornada la democracia, se transforma en una desconfianza general en los políticos, partidos, ideologías y elecciones".

Lo que plantea Larraín (22) para Latinoamérica es observado también por Castells a nivel global, en términos de desintegración social: *"La creciente incapacidad del Estado para controlar los flujos de capital y garantizar la seguridad social disminuye su importancia para el ciudadano medio. El hincapié en las instituciones locales de gobierno aumenta la distancia entre los mecanismos de control político y la gestión de los problemas globales. El vaciamiento del contrato social entre el capital, los trabajadores, y el Estado manda a todo el mundo a casa para luchar por sus intereses individuales, contando exclusivamente con sus fuerzas propias"* (23).

Nos encontraríamos, por tanto, en un escenario de gran vulnerabilidad social. Con procesos de expansión capitalista que implica la mercantilización de la educación, la salud y la seguridad social. Las libertades y derechos de las personas se ven claramente afectadas por esta situación. Ello se desprende de una mirada crítica de la precarización y degradación del trabajo en el marco de la "flexibilización laboral".

Por otra parte, la contracara de la globalización se encontraría en la puesta en marcha de un proceso de universalización de los derechos humanos. En la búsqueda de nuevas formas de organizarse y de construir comunidad para hacer frente a la vulnerabilidad generada por el proceso de expansión capitalista. En la reafirmación de valores colectivos y la resignificación de las poblaciones vulnerables como sujetos sociales y en la construcción de nuevas ciudadanías frente a la precariedad de los Estados nacionales.

En un contexto de marcada reducción de la confianza de la ciudadanía hacia las organizaciones sociales tradicionales, especialmente hacia los sindicatos y los partidos políticos, se ha producido la aparición de los nuevos movimientos sociales que han ido recogiendo las inquietudes de la ciudadanía. Sin ánimo de generalizar sugerimos a continuación una serie de características que podríamos denominar comunes:

- La preocupación por problemas locales con una perspectiva global: ecología, feminismo, pacifismo, derechos humanos, cooperación con los países del Sur, minorías sexuales…
- Movimiento de movimientos: diferentes organizaciones que se sitúan bajo el paraguas aglutinador de los nuevos movimientos sociales.
- La apuesta por estructuras de funcionamiento y toma de decisiones más abiertas, horizontales, participativas y democráticas que los movimientos tradicionales.
- La utilización de las Tecnologías de la Información y Comunicaciones (en adelante, TIC), de las redes sociales como herramientas para la organización interna, para la relación con otros movimientos sociales y para la difusión de sus planteamientos y reivindicaciones.
- La introducción de nuevas formas más creativas de mostrar el discurso reivindicador.
- La visión transnacional de los procesos de intervención.

Es aquí donde la terapia ocupacional puede jugar un rol protagónico. El dilema ético – político, que supedita la acción metódica conceptual, estará en definirse, implica la opción por una sociedad más justa, democrática, participativa, que rescate el derecho a la diferencia, a la diversidad, por sobre el de la igualdad, que propicie la existencia de diferentes posiciones de sujetos y actores. Se trata, a modo de ejemplo, recurriendo al movimiento Braille sin Fronteras, "cómo ser ciego sin ser discapacitado". Cómo ser parte de la sociedad sin tener que fijarme un patrón de normalidad y funcionamiento, una suerte de "equilibrio ocupacional", por sobre el de participación y ciudadanía.

Ya no se trata de individuos, en el sentido cartesiano de átomo, sino de sujetos colectivos que en sus prácticas ocupacionales, se constituyan en personas de derecho. Ello implica, adentrarse en cómo las prácticas ocupacionales pueden revertir aspectos que sostienen el actual modelo de desarrollo social y que hacen referencia a la violación de derechos humanos y su materialización en exclusión social, injusticia ocupacional, segregación ocupacional, privación ocupacional, por una sociedad fundada en la ciudadanía, en lo diverso, en lo diferente y en lo participativo.

En el fondo, se propone la Terapia Ocupacional como una práctica política social, transformadora y no reproductora de sistemas sociales alienantes y opresores. Esto se encuentra muy bien desarrollado y elaborado por *Kronenberg* y también por *Pollard* en el texto *"A Political Practice of Occupational Therapy"*, *Pollard et al.;* (24) como en Terapia Ocupacional sin Fronteras, en *Kronenberg et al.* (3), tanto en su primera como segunda edición. En este sentido, y desde un punto de vista teórico metodológico, el análisis de la Arqueología 3P, las actividades políticas de la vida diaria, el razonamiento político como operación básica para el abordaje de los grandes temas de la Terapia Ocupacional, son nuevas formas de visualizar y operar de modo muy concreto en las prácticas de Terapia Ocupacional.

La filósofa *Hannah Arendt* en su obra ¿Qué es la política? (25) recuerda que ser libres comporta asumir en cada uno de nosotros la posibilidad de cambio y que la mejora de la actividad pública sólo depende de nosotros, de lo que estamos dispuestos a construir. Abandonar el espacio público, por escepticismo, apatía o desaliento, es sumamente peligroso y supondría la entrega definitiva de una herramienta que – aunque ya maltrecha- es esencial para la mejora de nuestra realidad.

Lo político implica centrarse en el espacio público y no el individual y deshistorizado. Lo político como producción de realidad y de sujetos. Que las prácticas de terapia ocupacional no son asépticas, sino que tiene implicancias efectivas en los modos de concebir lo real. Lo político no es sólo lo referido a grandes problemas sociales, la pobreza y la exclusión, sino también, la manera en que producimos el mundo, las relaciones sociales y los sujetos que derivan de ellas.

Sustentado en las premisas anteriores, a continuación nos permitimos desarrollar algunos focos conceptuales que tienen como derivación, la propuesta de una terapia ocupacional apoyada en la plena vigencia en los Derechos Humanos.

2. Lo social y lo comunitario en la terapia ocupacional

2.1. A propósito de la exclusión social

Los principales estudios sobre pobreza se han centrado de manera tradicional en la dimensión económica del problema de la desigualdad. Sin embargo las perspectivas más actuales de la exclusión social abogan por una mirada multidimensional, heterogénea y dinámica que proporciona un abordaje y una lógica más coherente con las causas y los fenómenos de la exclusión social para cuya conceptualización seguiremos la definición propuesta en el VI Informe FOESSA sobre exclusión y desarrollo social en España: *"un proceso de alejamiento progresivo de una situación de integración social en el que pueden distinguirse diversos estadios en función de la intensidad: desde la precariedad o vulnerabilidad más leve hasta las situaciones de exclusión más graves"*[6].

El concepto de exclusión que se viene utilizando con más frecuencia en Europa permite incluir tres aspectos clave de esta concepción de las situaciones de dificultad: su origen estructural, su carácter multidimensional y su naturaleza procesual. La tradición francesa de análisis sociológico, de la que parte el término exclusión, entiende que este es un proceso social de pérdida de integración que incluye no sólo la falta de ingresos y el alejamiento del mercado de trabajo, sino también un descenso de la participación social, y por tanto una pérdida de derechos sociales (26).

Pese a las diferentes definiciones de exclusión social y a la importancia que otorgan a unos elementos frente a los otros, existe un cierto consenso al incluir dificultades en, al menos, tres ejes: el económico (empleo, ingresos, privación), el político (los derechos políticos, pero también la educación, la salud o la vivienda) y el de las relaciones sociales (aislamiento, anomia) que se van a trasladar al siguiente cuadro.

---

[6] En 2005, la Fundación FOESSA (Fomento de Estudios Sociales y Sociología Aplicada) con sus informes inició una nueva etapa en su trayectoria de estudios sobre la situación el cambio social en España con la preparación del "VI Informe Sociológico" sobre desarrollo y exclusión. Este informe será un trabajo propio de la Fundación FOESSA y aportará una visión de la realidad estatal en torno a la estructura social, la desigualdad y la pobreza, las relaciones sociales y la cooperación internacional. La confluencia de los mejores expertos y su esfuerzo investigador hacen imprescindibles las diferentes publicaciones editadas por ésta entidad.

La multidimensionalidad del concepto de exclusión social		
Aspectos	*Dimensiones*	*Ejes*
Exclusión de la relación salarial normalizada	Participación en la producción	*Económico*
Pobreza económica Privación	Participación en el consumo	
Acceso efectivo a los derechos políticos. Abstencionismo y pasividad política	Ciudadanía política	*Político*
Acceso limitado a los sistemas de protección social: sanidad, vivienda y educación	Ciudadanía social	
Aislamiento social, falta de apoyos sociales	Ausencia de lazos sociales	*Social (Relacional)*
Integración en redes sociales "desviadas". Conflictividad social (conductas anómicas) y familiar (violencia doméstica)	Relaciones sociales "perversas"	

Tabla 1

A esta propuesta y sistematización pueden sumarse aspectos que guarden relación con lo simbólico, lo identitario y la producción de sujeto. Como se ha señalado, la exclusión no es un fenómeno ahistórico, es consecuencia de determinados modelos de desarrollo social y por tanto, debe ser situada en su realidad concreta y particular.

La terapia ocupacional, es demandada en su quehacer, por fenómenos que tienen que ver con la pobreza y la inequidad del sistema capitalista neoliberal. Trabajar con personas y grupos que por su condición de clase, quedan al margen del reparto social (crecimiento y chorreo (27) y de la posibilidad de constituirse en lo que el sistema define como sujeto emprendedor, autosuficiente por sí mismo (capital humano), posible de transarse como mercancía y negociar en los mercados sociales, productivos y simbólicos.

Al modo como lo señala Max Neff, la pobreza es variada, compleja y no sólo es económica, sino cultural, afectiva, subjetiva (cosificación del sujeto), de entendimiento, de proyectos, de utopías, de conocimientos, entre otros (28). El desafío lo constituye pues, no sólo pensar las prácticas de terapia ocupacional y sus perspectivas ocupacionales centradas en lo productivo y lo social en cada sujeto, sino, fundamentalmente, como una reivindicación del sujeto, de la subjetividad. De una subjetividad entendida como acción colectiva, transformadora, productora de nosotros mismos y sus contextos. Sólo como actores transformadores, productores de nuestra existencia, autoconscientes de que somos resultado de nuestras propias prácticas, podremos estar dando cuenta de la inclusión social, como parte de las trama de intercambios simbólicos y culturales.

2.2. *Justicia Social*

La Justicia Social es un término con numerosos entrecruzamientos de enfoques y conceptos tales como los derechos humanos, la igualdad, el fortalecimiento, la relación entre las personas y los gobiernos, la igualdad de oportunidades, y la igualdad de acceso a los bienes y recursos. Abordaremos en las páginas siguientes con mayor detenimiento algunas de estas nociones. Dada la escasa literatura que existe en el ámbito de nuestra disciplina aprovechamos para recordar que estos conceptos son totalmente congruentes con los principios filosóficos de la terapia ocupacional y que ya formaban parte de los movimientos de mayor influencia en los orígenes de la profesión (como el tratamiento moral liderado por P. Pinel a finales del siglo XIX, los *Settlement* o el movimiento de Artes y Oficios).

Desde 2009, la ONU decidió dedicar el día 20 de febrero a la Justicia Social. El siguiente es el mensaje del Secretario General en el Mundial de la Justicia Social 2010: *"La justicia social se sustenta en los valores de la equidad, la igualdad, el respeto de la diversidad, el acceso a la protección social y aplicación de los derechos humanos en todas las esferas de la vida, incluso en el lugar de trabajo. Estos principios revisten ahora más importancia que nunca al tiempo que encaramos las consecuencias de la crisis financiera y económica mundial, que ha plasmado en aumentos significativos del paro y la pobreza e impone una pesada carga a la integración social".*

Suele abordarse la justicia utilizando uno de estos dos términos: justicia social o justicia económica. Desde un punto de vida social, se abordan los derechos humanos, los derechos de las mujeres, la violencia, la pobreza, el acceso a los servicios sociales, el fortalecimiento personal y grupal, junto con otros conceptos. El estudio de la justicia económica se centra en la distribución económica, la ocupación (incluido el empleo), las desigualdades económicas y el acceso económico a los bienes (29). En este sentido, la tradición marxista, particularmente materializada en la llamada Escuela de Frankfurt, proporciona la crítica teórica y filosófica más compresiva del modo de producción capitalista realizando una fuerte defensa para una justa distribución de los recursos económicos y del carácter fundamental y político de las relaciones de producción (30).

Las dos teorías más conocidas de la justicia social son: la teoría de la *justicia distributiva* y la teoría de la *justicia procesal*. La teoría de la *justicia distributiva* se refiere "a la distribución económica y social de los bienes y recursos en la sociedad" (31). Su foco está puesto, por tanto, en la provisión de los recursos, el acceso a los mismos y las oportunidades económicas. La teoría de la *justicia procesal* considera el proceso de toma de decisiones y describe las relaciones entre grupos dominantes y subordinados y el nivel de participación de las personas en las estructuras sociales. Esta teoría articula que los principios y las leyes de los que gobiernan las relaciones entre los grupos deciden la distribución de los recursos.

Para *Young* cuyo trabajo *"La Justicia y la Política de la Diferencia"* (32) recomendamos de manera encarecida, apuesta por dos principios fundamentales para la consecución de la justicia social: por un lado, el autodesarrollo, entendido como el desarrollo y ejercicio de nuestras capacidades y la expresión de nuestra experiencia, frente a la opresión de que han sido objeto de manera constante las personas con discapacidad y por otro, la autodeterminación, que define como la participación en la determinación de nuestras acciones y en las condiciones de nuestras acciones- frente a los procesos de dominación.

Sin embargo, plantearse tal vez dos lecturas en el tema de justicia puede resultar reduccionista ante la variopinta manifestación de los procesos de exclusión social. Justamente, las categorías inclusión – exclusión, alude a las maneras de estar entretejido en los diferentes niveles de la realidad social, sea simbólica, material o semiótica. Así mismo, tal como lo señala Max Neff sería limitado referirse a pobreza siendo lo más adecuado hablar de pobrezas: *"De hecho, cualquier necesidad humana fundamental que no es adecuadamente satisfecha revela una pobreza humana. La pobreza de subsistencia (debido a alimentación y abrigo insuficientes); de protección (debido a sistemas de salud ineficientes, a la violencia, la carrera armamentista, etc.); de afecto (debido al autoritarismo, la opresión, las relaciones de explotación con el medio ambiente natural, etc.); de entendimiento (debido a la deficiente calidad de. la educación); de participación (debido a la marginación y discriminación de mujeres, niños y minorías); de identidad (debido a la imposición de valores extraños a culturas locales y regionales, emigración forzada, exilio político, etc.) y así sucesivamente. Pero las pobrezas no son sólo pobrezas. Son mucho más que eso. Cada pobreza genera patologías, toda vez que rebasa límites críticos de intensidad y duración"* (28).

Planteado de esta forma, debería hablar de justicias, por la variedad de articulaciones y posiciones en que nos encontramos en el tejido social. Todas estas justicias, implican un proceso de negociación, de definición ética y valórica de lo que es justo. ¿Con respecto a qué, para qué, desde quién? Lo justo como consensos sociales, en marcos de relaciones que no estén sustentadas en el poder, el sometimiento, la alienación, la anomia o el disciplinamiento. Nuestra premisa es una justicia (simbólica, cultural, política, económica, ocupacional, etc.) sustentada en los derechos humanos, de carácter colectivo, comunitario, donde el derecho individual sólo es resultado del derecho colectivo. Donde el derecho no es un hecho pragmático, de opción de acceso, sino del fundamento de carácter constituyente de los sujetos. Los derechos como el sujeto mismo. Sólo así, podemos entender la justicia, no como algo que se debe alcanzar reduciendo las injusticias, sino, como materialización en la vida objetiva y subjetiva de los derechos humanos como espacio de producción social (33).

Implica como consecuencia, asumir una posición antagónica con la justicia liberal, que entiende que lo justo es un proceso innato, intrínseco, de carácter eminentemente individual y que debe ser regulado desde un poder social que esté por sobre el ejercicio ciudadano, de base, colectivo.

2.3. La perspectiva de los Derechos Humanos

En una entrevista en prensa con el filósofo francés *Alain Touraine*, la periodista tras escuchar las complejidades del mundo contemporáneo y la necesidad de realizar transformaciones le pregunta: *¿A qué nos aferrarnos para cambiar las cosas?* A lo que el francés le responde con rotundidad: "*A los derechos humanos. Porque hay que buscar medios fuera de la economía. Si aplicamos los derechos humanos de manera estricta, podríamos conseguir una renovación como la vista tras la Segunda Guerra Mundial. Es posible. Porque cuando una población no se siente representada, llega un momento en el que se cabrea*" (34). Referirse a justicia social, ocupacional, a procesos de inclusión y exclusión social, obliga a posicionarse éticamente ante estas realidades. No estamos hablando de procesos abstractos, por el contrario, guardan relación con el mundo de la vida en un escenario como ya hemos señalado, socio histórico concreto y situado. En nuestra cultura, la premisa ética que se ha situado como la convocante es Derechos Humanos.

Los Derechos Humanos (en adelante, DDHH) son aquellos derechos pertenecientes a todos los seres humanos por el solo hecho de serlo. Se refieren, por tanto, a un imperativo moral fuerte que debe ser atendido para hacer posible una vida humana digna (35). Nos gustaría detenernos, por un momento, en las palabras de Marina cuando al referirse a los derechos afirma que "cualquier sociedad, cultura o religión, cuando se libera de cinco obstáculos – la miseria extrema, la ignorancia, el miedo, el dogmatismo y el odio al vecino – se encamina hacia un marco ético común que se caracteriza por la afirmación de los derechos individuales, la lucha contra la discriminación no justificada, la participación del pueblo en el poder político, el fomento del diálogo racional, las seguridades jurídicas y las políticas de ayuda" (36). Hemos defendido en no pocas ocasiones que este marco nos permitiría establecer un fundamento hacia el que encaminar nuestras intervenciones defendiendo, como señalamos con anterioridad el poder transformador de la ocupación. Aún así, el propio autor nos envía en el mismo trabajo un aviso para navegantes, una llamada a permanecer vigilantes "la historia es un tejido de intereses y utopías, un camino largo y tortuoso, que no avanza de manera lineal. Tampoco los derechos se consiguen de modo definitivo; son frágiles, precarios, y, a veces, tenemos la sensación de que los hemos perdido" (36).

Repasamos, a continuación las diferentes generaciones de los DDHH (19):

Derechos Humanos de Primera Generación

Están basados, fundamentalmente, en el valor de la *libertad* y algunos de ellos son: el derecho a la vida, a la libertad, a la seguridad; la igualdad ante la ley; la prohibición de ser sometidos a torturas, ni a penas o tratos crueles inhumanos o degradantes; la prohibición de detención arbitraria; el derecho a la libre circulación, al asilo y a la propiedad privada; la libertad de pensamiento, de conciencia y de religión, de expresión, de opinión y el derecho a la participación en asuntos públicos.

Derechos Humanos de Segunda Generación

Se trata de DDHH como el derecho al trabajo; a la protección contra el desempleo, a una remuneración equitativa y satisfactoria; a la sindicación; al descanso y disfrute del tiempo libre, a la limitación razonable de la duración del trabajo y a las vacaciones periódicas pagadas; a la asistencia médica, salud, vivienda y vestido; a la educación gratuita por lo menos en el nivel elemental y a la participación cultural. También se los denomina: derechos económicos, sociales y culturales, basados, en mayor medida, en el valor de la igualdad (19).

Derechos Humanos de Tercera Generación

Se trata del derecho al desarrollo, al medio ambiente, a la paz, al patrimonio común de la humanidad, etc. El valor principal que sustenta estos derechos es la solidaridad. Sus titulares no son sólo los ciudadanos y ciudadanas del planeta, sino también las futuras generaciones. Esta nueva generación, adquiere un carácter más colectivo y globalizador. Su foco no es en individuo como lo primario, sino, la sociedad civil, los pueblos como poseedores de derecho y con ello las personas que ahí habitan. También incorpora aspectos tales como: uso de los avances de las ciencias y la tecnología; solución de los problemas alimenticios, demográficos, educativos y ecológicos; medio ambiente; patrimonio común de la humanidad; desarrollo que permita una vida digna; el libre desarrollo de la personalidad; derecho al desarrollo; derecho a la libre determinación de los pueblos; derecho a la paz (19).

En el fondo, aspectos vinculados al desarrollo humano de carácter cualitativo, a las relaciones sociales establecidas entre los pueblos, al cuidado y profundización de formas de gobiernos sustentada en la democracia y el desarrollo sustentable, el derecho de los pueblos y comunidades a la autodeterminación.

Explicitar los niveles de DDHH no tiene un sentido sólo descriptivo, sino dar cuenta de cómo ellos han ido construyéndose de acuerdo a las relaciones históricas, condiciones políticas, culturales, económicas, científicas, entre otras. Es el resultado de las luchas sociales de grupos y colectivos por la dignificación y reconocimiento del otro, de los otros, que en el fondo es mi propio reconocimiento. Así los DDHH como expresión jurídico normativa, dan cuenta en su fundamento, de una concepción del otro y de su libertad y autonomía.

Los DDHH se han introducido con fuerza en las últimas décadas al desarrollo e implementación de la políticas públicas y sociales (en adelante PP y PS). Necesariamente la manifestación normativa jurídica de lo ético en las relaciones sociales ha debido ir materializándose a través de leyes y estrategias en los estados naciones que la suscriben. Así los DDHH con el tiempo adquieren 3 tipos de manifestaciones en la políticas públicas y que de alguna forma, se constituyen en el escenario ético en el cual la terapia ocupacional desarrolla su quehacer: a) los DDHH como fundamentos del Estado en su conjunto, independiente de la política pública a desarrollar, es decir, cualquiera sea esta, su fundamento son los DDHH; b) los DDHH expresados como estrategia de focalización, en la cual algunas PP y PS, consideran los DDHH desde una perspectiva jurídica, regulatoria, centrada en la protección social y; c) la promoción de DDHH sin que ello se materialice en las PP y PS (campañas de diverso orden) (38).

De la misma forma, las perspectivas con las cuales se ha aplicado los DDHH en el campo de la intervención social en el marco de las PP y PS, desde perspectivas de la carencia, de capacidad y de orden más político de la autonomía y emancipación.

Nuestra apreciación es que los DDHH en general se han traducido en las prácticas en una combinación de focalización, carencia y capacidades.

El Enfoque Basado en Derechos Humanos

El Enfoque Basado en Derechos Humanos (EBDH) es un marco conceptual y metodológico fundamentado normativamente en estándares internacionales de derechos humanos y operativamente dirigido a promover, proteger y hacerlos efectivos (3). Este enfoque que procede del Marco de la Cooperación para el Desarrollo puede suponer en Terapia Ocupacional un cambio de orientación no sólo en las acciones, sino en el propio análisis de los problemas ocupacionales y la implementación de diferentes acciones. Tal y como señalan (3) la novedad de este enfoque reside en definir un marco de acción, unas líneas estratégicas, un objetivo común y unos principios que deben guiar las acciones de desarrollo, cuyo fin último es garantizar los derechos humanos.

El EBDH proporciona una visión del desarrollo como efecto del derecho, y por tanto, el objetivo del desarrollo pasa a ser la obligación de garantizar, proteger y hacer cumplir los derechos de las personas (los *entitlements* de los que habla *Amartya Sen*) (3).

Amartya Sen introduce una nueva visión de la pobreza al centrarse en las titularidades o derechos de las personas (*entitlements*) así como en sus capacidades (*capabilities*). Las capacidades, según *Sen*, son las habilidades para lograr algo, es decir, las oportunidades efectivas que posee la persona respecto del tipo de vida que puede llevar. La lucha contra la pobreza no debe limitarse a la cobertura de necesidades sino al fortalecimiento de capacidades y titularidades (3).

Principios elementales del concepto de EBDH:

1. Participación e inclusión para el fortalecimiento.
2. Habilitación, igualdad y no discriminación, igualdad de género.
3. Rendición de cuentas y fortalecimiento del Estado de derecho.
4. Universalidad, indivisibilidad e interdependencia de los derechos humanos.

Enfoque Basado en Derechos	Enfoque de Necesidades	Enfoque desde la Calidad
Se centra en el proceso.	Se centra en el resultado.	Se centra en el resultado.
Pone el énfasis en la realización de derechos.	Pone énfasis en la satisfacción de las necesidades.	Pone el énfasis en aumentar la caridad.
Reconoce los derechos humanos individuales y colectivos como reclamos ante los titulares de obligaciones.	Reconoce las necesidades como reclamos válidos.	Reconoce responsabilidad moral de los ricos hacia los pobres.
Los individuos y grupos son empoderados para reclamar sus derechos.	Los individuos son objeto de las intervenciones de desarrollo.	Los individuos se reconocen como víctimas.
Los individuos tienen derecho a la asistencia.	Los individuos merecen asistencia.	Los individuos merecen asistencia.
Se centra en las causas estructurales de los problemas y sus manifestaciones.	Se centra en las causas inmediatas de los problemas.	Se centra en la existencia de problemas.

Tabla 2
Fuente: Marco Teórico para la Aplicación del Enfoque Basado en Derechos Humanos en la Cooperación para el Desarrollo (3).

Sin embargo, creemos que igual hay que estar alerta de los posibles riesgos de entender los DDHH como una condición metafísica, ajena a las prácticas sociales, pues estamos exigidos a definir qué es lo humano y el derecho. ¿Lo humano desde que lugar? ¿Desde qué fundamento? ¿Cómo realidad natural? ¿Cómo historia?

Un mirada socio crítica, nos invita en primer término a visualizar los DDHH no en su vertiente deontológica, normativa. Es decir, los DDHH como reglamentos a cumplir, directrices que regulan los intercambios entre las personas y grupos. Esto debe ser comprendido sólo como efecto de una posición de fundamentos, de un efecto político de lo que constituye lo social. Desde su instalación desde el escenario post segunda guerra mundial, también debe reconocerse que corresponde al derecho de quienes vencieron en esa guerra (mundo occidental, capitalista, liberal, racional, moderno).

Los DDHH son en su fundamento un producto social y por tanto son un efecto de las prácticas sociales concretas. Esas prácticas son las relaciones sociales que preexisten a cada sujeto en concreto, prácticas en esencia transformativa, lo que aleja de inmediato cualquier compresión natural de las mismas.

"El hombre vive en condiciones sociales dadas, un conjunto de condiciones económicas, políticas, culturales, etc., que, en la medida que faciliten la satisfacción de sus demandas materiales y espirituales, permitirán un grado mayor o menor de desarrollo personal. Puede surgir, entonces, la pregunta por cuáles deberían ser las características de una sociedad que haga posible y asegure el desarrollo óptimo de una persona. Ahora bien, "óptimo" no es un asunto puramente cuantitativo; la imagen que se proponga de un desarrollo personal óptimo (o integral) toca con criterios valorativos muy directamente ligados a la concepción que se tenga de Hombre y Sociedad" (39).

Desde este fundamento, los derechos humanos se constituyen en un campo de relaciones históricamente dadas en las cuales se produce la vida concreta de los sujetos, vida primariamente cultural, simbólica, política y ética (criterios valorativos de que es lo humano y que es el derecho). Cualquier especulación sobre la concepción de sujeto, persona, como derecho, no puede concebirse sino es en relación con una sociedad históricamente dada, una sociedad que ha alcanzado un particular grado de desarrollo de fuerzas productivas en cuya base se levantan las relaciones donde se constituyen los sujetos.

Los derechos humanos en este sentido son objetivos, son un producto de relaciones. Son un producto de relaciones sociales objetivas, pero experimentadas como actos subjetivos (valóricos). Lo objetivo no como manifestación positivista, como materia equivalente a átomos y objetos y exterior a los propios sujetos, sino como resultado de relaciones sociales concretas de existencia de carácter histórico (40). Es decir, los derechos humanos como realidad social, es la historia humana misma en un momento histórico particular. De esta forma, lo humano no es el producto de hechos naturales y biológicos, ideológicamente imparciales, sino que resultado de la apropiación de la experiencia social e históricamente acumulada (patrimonio cultural). Cuanto y que de la experiencia socialmente acumulada producirá las condiciones objetivas en las cuales se produce el sujeto como derecho.

Ello exige, un campo de relaciones sociales que se fundamente en la libertad comunitaria, colectiva, justa, tolerante, solidaria, participativa en lo sustantivo, donde lo diverso como identidad sea legitimado. Esto hace ver el papel de los DDHH no sólo como derechos civiles y políticos, sino también los económicos, sociales y culturales, en la producción y fundación de una sociedad verdaderamente democrática que se proponga crear las condiciones objetivas y subjetivas para promover el desarrollo colectivo y personal en el conjunto de una sociedad dada. Sin embargo, no es suficiente lo anterior, se requiere, además, libertad subjetiva, autoconciencia en la vida cotidiana. Los derechos humanos en su punto de partida no son oportunidades de acceso y de emprendimiento, de capacidad o competencia, es primariamente, la vida cotidiana en la que se constituyen los sujetos. Recoger no las normas como disciplina y control, sino como valor subjetivo que permita la creación de un modo de vida, una cultura humanista, un estilo de vida cotidiana en que los valores antes mencionados forman parte de una nueva subjetividad y puedan reproducirse en una acción dialécticamente transformadora para una sociedad de nuevo tipo.

2.4. Ciudadanía

Uno de los conceptos que más se van a utilizar en la reflexión teórica del enfoque sociocomunitario de la terapia ocupacional es el de ciudadanía, "ser un ciudadano o ciudadana en el sentido legal y sociológico implica poder disfrutar de los derechos de ciudadanía necesarios para la agencia y la participación social y política. Actuar como ciudadano o ciudadana significa satisfacer el potencial de ese estatus" (41). Por ello, será necesario prestar atención tanto al *ser*, la idea de ciudadanía como *estatus, como al actuar*, a la ciudadanía como *práctica*.

Tal y como señala Boni, el concepto de ciudadanía comprende los siguientes elementos que son comunes a las diferentes perspectivas, tanto las que proceden de una tradición liberal como las que parten de una visión comunitaria o republicana:

1. Una idea de *justicia* entendida como el derecho a recibir un trato imparcial y, asimismo, cuando sea preciso, diferenciado para corregir su falta de fortalecimiento.

2. La idea de *reconocimiento* tanto por su condición de seres humanos como también por el respeto a sus diferencias.

3. La *autodeterminación*, es decir, la habilidad de las personas para poder ejercer un cierto grado de control sobre sus propias vidas.

4. La *solidaridad* entendida como la capacidad de identificarse con otras personas y de actuar de manera colectiva en la búsqueda de la justicia y el reconocimiento.

Sin embargo, en la actual sociedad de mercado neoliberal, se promueve derechamente una ciudadanía liberal, autogestora, donde la iniciativa es una capacidad intrínseca de los sujetos y que lo que compete es generar una adecuada intersectorialidad a la cual puedan acceder los beneficiaros. Cada persona, es responsable por sí misma de las condiciones de producción de su propia existencia humana y del ejercicio de la ciudadanía.

Lo anterior, nos obliga, del punto de vista conceptual, a romper con el dualismo inscrito en las definiciones de ciudadanía y, en particular, en la liberal. Nos referimos a la ciudadanía como una pragmática de carácter instrumental, expresión fenomenológica de una realidad interior que se vincula con un ambiente externo al sujeto. Desde esta lectura, no sólo existe la dualidad ya mencionada, sino una relación de exterioridad entre el sujeto y lo externo, espacio efectivo donde se materializará la ciudadanía. Esto, ontológicamente es propio del realismo moderno y del positivismo de las ciencias.

Cabe preguntarse aquí ¿Cómo romper con el dualismo, la relación de exterioridad y de anterioridad en el ser ciudadano? Las respuestas implican asumir ontológicamente una posición social. Social en término de que no hay sujeto, ambiente y ciudadanía como componentes en interacción (visión sistémica), sino que lo social es un campo relacional, históricamente constituido, situado, concreto, con relaciones económicos sociales específica, con una cultura particular. No hay nada más allá del campo, sino que todo lo existente, sujeto, ciudadanía y lo que se concibe como exterioridad (en el fondo sujeto y objeto), son producto de este campo social. Visto así, los sujetos y sus actuaciones son todas relaciones de interioridad. Producción que implica permanente movimiento y cambio, permanente transformación, permanente actuación, donde el todo sólo puede ser explicado desde la propia acción humana, sin ninguna realidad exterior ajena a los propios sujetos. Así, la libertad y la ciudadanía no son atributos intrínsecos, sino producciones históricas.

Entender la ciudadanía en este ámbito implica considerar que el campo mismo, las relaciones mismas son la ciudadanía. Es decir, la ciudadanía como constituyente. No es que exista un sujeto que requiere habilidades para ejercer una libertad de conciencia priori, innata, sino, que la ciudadanía misma es el sujeto. No hay sujeto y ciudadanía, sino que la ciudadanía produce al sujeto. Sujeto y contexto son producto del mismo espacio social, de la ciudadanía.

Para ello, no es necesaria la rehabilitación de capacidades y desempeños que permitan ejercer el derecho lo que te hace ciudadano. No es la capacidad como fundamento primario, pues esa capacidad siempre guarda relación con un estándar y norma, con un consenso social que define lo esperado. Esa definición al darse, ya por sí misma generar una homogenización de lo esperado, de capacidades esperadas, la media, generando simultáneamente la exclusión. No sólo eso, sino que la capacidad es puesta en el sujeto como un sustrato propio, que al no tenerla, pone a la ciudadanía en dependencia de la condición individual de cada persona.

Lo contrario sería la ciudadanía como productora de capacidades. Es decir, el ser constitutivamente ciudadano produce la potencia y la habilidad. En algo se aproxima este planteamiento a lo señalado por *Armartya Sen* en cuanto a la ciudadanía como producción de capacidades y la ciudadanía como transformación social.

En síntesis, ciudadanía como sujeto, implica intercambios de recursos y emociones en una persona, familia y comunidad. Intercambios de tipo material, simbólico y semiótico que tiene como efecto la producción de capacidades. Ello implica, reconocer como premisa la diferencia y que la ciudadanía no es un tema de acceso y oportunidad, sino, un modo de vida.

Como señala *Willians Valentini* (42) "creemos que la ciudadanía como condición de bienestar humano, es posible en una ciudad- comunidad valiente, que enfrenta los desafíos de un mundo multiétnico que refleje sobre las vidas clandestinas, sobre las vidas de los sin techos, sobre las vidas conducidas por la ruta marcada por el abuso de alcohol y estupefacientes, sobre las vidas cortadas por una soledad profunda, sobre las vidas que huyen de países donde se enfrentan guerras terribles, así como con vidas que invocan instancias de justicia, de solidaridad inteligente, la esperanza en un futuro posible y en un sentido para la existencia que pueda ser siempre revisado y compartido".

2.5. *La influencia de la educación popular sobre la praxis comunitaria*

La Educación Popular es una corriente educativa que se caracteriza por ser, a la vez un fenómeno sociocultural y una concepción de educación. La Educación Popular se fundamenta en principios ético-políticos que apuestan a la construcción de relaciones humanas equitativas y justas en los distintos ámbitos de la vida. Se fundamenta también en una pedagogía crítica y creadora, que busca el desarrollo pleno de las capacidades cognitivas, psicomotoras, comunicativa y emocional en las personas. En ese sentido, lo "popular" hace referencia a procesos de transformación social y personal que buscan superar las relaciones de dominación, de opresión, de discriminación, de explotación, de inequidad y de exclusión. (37).

Una excelente síntesis de esta propuesta la realiza Juan Eduardo García Huidobro (43) que señala que: "*...se hace ver la realidad de un nuevo paradigma en la educación en la región, emergente a través de una multiplicidad de experiencias entre las cuales, sin duda, las experiencias no formales en el medio rural ocupan un lugar destacado [...] experiencias que se dan en contextos diversos, de cara a modelos de desarrollo dominantes diversos, con orígenes y manifestaciones diversas, es claro que podemos hablar de un sentir común, de una aproximación compartida al problema de la educación del pueblo [...]. Estas experiencias y programas educativos buscan partir de la realidad de los participantes, de su situación histórica concreta, propiciando una toma de conciencia con relación a su ubicación económica y social [...]. La forma de proceder es normalmente grupal, cooperativa, organizada, democrática. Se busca el crecimiento personal a través de la relación con otros [...]. Se tiende hacia una relación pedagógica horizontal entre educador y educando. El maestro es más bien orientador, monitor de un proceso en el que el grupo tiende a una autonomía cada vez mayor; muchas veces recurren a promotores o animadores de la misma comunidad. Se habla de autoaprendizaje, autodisciplina, auto evaluación, autogestión [...]. La educación está estrechamente ligada a la acción... en este sentido, el enfoque es inevitablemente político o tiene implicaciones políticas en el sentido general del término [...]. Finalmente cabe hacer notar que la naturaleza participativa de los programas, objetivos que persiguen y los planteamientos teóricos en que se sustentan están conduciendo a un cuestionamiento de los métodos ortodoxos de investigación, planificación y evaluación de la educación*" (41).

2.6. *Empoderamiento y Fortalecimiento*

Tras su introducción en la literatura por *Rappaport* en 1977, el concepto de empoderamiento ha sido ampliamente utilizado en las ciencias sociales y en aquellas disciplinas que más han aportado al ámbito del análisis y la intervención sociocomunitaria. Su extensión proporciona un alto nivel de complejidad operativa. De las múltiples definiciones que podemos obtener de la literatura señalamos la siguiente: "Proceso mediante el cual tanto hombres como mujeres asumen el control sobre sus vidas: establecen sus propias agendas, adquieren habilidades (o son reconocidas por sus propias habilidades y conocimientos), aumentando su autoestima, solucionando problemas y desarrollando la autogestión. Es un proceso y un resultado" (43), supone, por tanto el proceso de dar voz y participación a las personas de acuerdo a las decisiones que afectan a sus vidas (8).

El concepto de poder es fundamental para cualquier transformación social. El empoderamiento se entiende como un proceso con el que se pretende apoyar a aquellos colectivos más vulnerables así como un fin que buscaría transformar los desequilibrios de poder existentes. El concepto de empoderamiento ancla sus bases en el concepto de poder, su distribución, su utilización, su manejo, etc.

De manera tradicional se ha enfatizado la responsabilidad individual para controlar la propia vida y los recursos, de igual modo, el análisis de las posiciones de poder y cómo se pueden facilitar oportunidades para que las personas asuman el control de sus propias vidas. El empoderamiento pueden ser alcanzado al incrementar el nivel de habilidades individuales y grupales, el conocimiento, las capacidades y proporcionando sistemas de apoyo o removiendo aquellas barreras destinadas a reducir el riesgo de exclusión.

En los últimos tiempos, los terapeutas ocupacionales han centrado sus esfuerzos en torno al enfoque del empoderamiento de las personas con discapacidad subrayando la necesidad fundamental de los seres humanos de participar en varias ocupaciones como expresión de una ciudadanía empoderada con capacidad de autodeterminación y auto desarrollo desde una perspectiva grupal y colectiva. Ahora bien si se estudian los significados atribuidos a los conceptos de *empowerment*, visión reconocida dentro de la tradición de origen cognitivista estadounidense y el concepto de "fortalecimiento" que por contrapartida emerge desde latinoamérica, y daremos cuenta que son casi similares.

Estos significados se pueden resumir en los siguientes términos:

- *Participación*, se refiere a la acción desarrollada por los miembros de la comunidad en función de objetivos generales a partir de necesidades sentidas
- *Control*, se refiere al autocontrol de las personas que integran algún grupo organizado en una comunidad.
- *Autogestión*, es la autonomía de las acciones y la toma de decisiones concernientes a la comunidad, incluye autodesarrollo en la medida que los esfuerzos se ven en los resultados eficientes de los miembros de la comunidad.

Si analizamos los tres conceptos antes señalados vemos que en la práctica el terapeuta ocupacional sería un fortalecedor de conductas sociales sobre todo en poblaciones en minoría y/o vulnerables. Efectivamente los esfuerzos de los terapeutas ocupacionales están muy ligados al concepto de Fortalecimiento, ya que uno de sus roles es ser acompañantes y facilitadores de un proceso en la comunidad, que quiere ser constructora de su propia realidad y de los cambios que en ella ocurren.

La gran diferencia de ambos conceptos según los autores latinoamericanos sería que en el *empowerment* las personas son receptoras de esta acción a través de estructuras sociales mediadoras y no serían autogestoras.

De acuerdo a *Zimmermman* y *Rappaport* (44) el fortalecimiento se trata de un constructo que une las fortalezas y competencias individuales, los sistemas naturales de ayuda y las conductas proactivas con asuntos de política social y de cambio social. Desde la perspectiva comunitaria, el fortalecimiento se define como el proceso mediante el cual los miembros de una comunidad desarrollan conjuntamente capacidades y recursos para controlar su situación de vida, actuando de manera comprometida, consciente y crítica, para lograr la transformación de su entorno según sus necesidades y aspiraciones, transformándose al mismo tiempo a sí mismos (45).

En el año 1982 *Kieffer* propuso tres estadios o fases en el proceso de fortalecimiento en la comunidad (45):

1. Desarrollo creciente del sentido de ser en relación con el mundo.
2. Construcción de una comprensión cada vez más crítica (en el sentido de evaluadora) de las fuerzas sociales y políticas que componen nuestro mundo de vida.
3. Diseño de estrategias y recursos funcionales para la consecución de roles socio políticos personales o colectivos.

Por otra parte diferentes autores coinciden al considerar que desde el punto de vista individual el proceso de fortalecimiento supone las siguientes etapas:

1. Desarrollo de un fuerte sentido de sí mismo en relación con el mundo.
2. El desarrollo de un sentimiento de comunidad.
3. Una aproximación cada vez más crítica hacia las fuerzas políticas y sociales que actúan en el mundo en el cual se desenvuelve la persona.
4. El desarrollo de la capacidad para relacionar la reflexión con la acción y viceversa, para traducir actividad productiva en ideas y para producir nuevas ideas a partir de las acciones realizadas.
5. Construir, desarrollar y adquirir estrategias y recursos adecuados para lograr posiciones individuales y colectivas que puedan producir intervenciones significativas en el entorno socialmente compartido.

En este sentido, *Fawcett et al.*, propusieron un modelo contextual del fortalecimiento que considera los siguientes factores: capacidad física y biológica, factores ambientales, factores personales y grupales, recursos y apoyos que aparecen en la siguiente tabla (46):

Estrategias y tácticas	Elementos a considerar
Protección y mantenimiento de la capacidad física y biológica: -Programas de promoción de la salud. -Programas de prevención de la salud.	*Capacidad física y biológica:* -Tipo y grado de salud física y mental. -Grado de discapacidad existente.
Eliminación de factores estresantes y barreras: -Desarrollo y/o aumento de oportunidades para el compromiso y logro de metas. -Eliminación y/o reducción de la discriminación y las barreras a la igualdad de oportunidades. -Disminución o eliminación de barreras y riesgos. -Intento de reducir las privaciones asociadas a la pobreza.	*Factores ambientales estresantes, barreras:* -Falta de oportunidades. -Discriminación. -Castigos y requerimientos conductuales excesivos. -Pobreza y privaciones. -Riesgos y barreras en el ambiente.
Aumento de la experiencia y la competencia: -Aumento del conocimiento sobre asuntos, causas de problemas y posibilidades de cambio. -Desarrollo de habilidades organizativas y comunitarias. -Valores y creencias consistentes con fortalezas.	*Factores personales y grupales:* -Conocimiento y conciencia crítica. -Historia. -Habilidades. -Valores y creencias.
Aumento de los recursos y apoyos: -Información sobre aspectos y alternativas para realizar acciones. -Aumento del acceso a mentores y modelos positivos. -Aumento y refuerzo de acciones constructivas.	*Apoyos y recursos:* -Información. -Apoyo a familia y grupos de pares. -Modelos y mentores. -Reforzamientos positivos (recompensa y celebración). -Políticas y leyes de apoyo social y

-Aumento del acceso y alcance de recursos y oportunidades. -Defensa de la necesidad de los cambios en políticas y leyes. -Fortalecimiento y aumento de los aspectos positivos.	cultural.

Tabla 3
Fuente: Modelo Contextual de Fortalecimiento (46)

2.7. La rehabilitación basada en la comunidad

La rehabilitación basada en la comunidad (en adelante, RBC) está representada por un amplio conjunto de teorías, filosofías, proyectos y programas que abarcan prácticas y experiencias muy diversas relacionadas con las personas con discapacidad. El concepto de la RBC surgió en la década de los 70 en los "países en desarrollo", en el Norte al mismo tiempo que la puesta en marcha de los servicios de atención primaria. La Organización Mundial de la Salud (OMS – WHO) presentó el concepto de RBC oficialmente en 1978 en la Conferencia de Almá–Atá en la cual se llamó con urgencia a tratar el abrumador problema de la discapacidad en países "en desarrollo", en el Sur. Diferentes organizaciones pusieron en marcha iniciativas basadas en los principios básicos de la RBC (47):

1. La transferencia de conocimiento y destrezas a personas con discapacidad y sus familias.
2. Revalorizar el rol de la comunidad para crear acceso a la educación, a la formación profesional y al empleo.
3. En 1994 varios organismos internacionales (ILO – Organización Internacional del Trabajo-, OMS, UNICEF y la UNESCO) redefinen y pulen la definición de la RBC.

"La RBC es una estrategia dentro del desarrollo comunitario para la rehabilitación, la igualdad de oportunidades y la inclusión social de todos los niños y adultos con discapacidades, sus familias y comunidades, y los apropiados servicios de salud, educación, empleo y servicios sociales." "El principal objetivo de la RBC es asegurar que las personas con discapacidad sean empoderadas para conseguir el máximo de sus capacidades físicas y mentales, tener acceso a servicios regulares y oportunidades de llegar a ser miembros activos que contribuyan en sus comunidades y sociedades".

Los objetivos de la RBC son:

- Asegurar que las personas con discapacidad puedan sacar el máximo provecho de sus facultades físicas y mentales.
- Asegurar que las personas con discapacidad se beneficien de las oportunidades y servicios comunes.
- Asegurar que alcancen la plena inserción social.

La RBC comparte la mayoría de los valores inherentes con los principios de promoción de la salud: fortalecimiento (*empowerment*), capacitación, justicia social, la importancia de un estilo de vida activo y significativo y el respeto a las diferencias culturales (48).

La reducción de la pobreza está explícitamente incluida en la más reciente definición de RBC en el año 2003, conectando así con el asunto global dirigido por los Objetivos del Milenio de las Naciones Unidas en relación con la conexión entre el estado de salud y la reducción de la pobreza.

En el año 2000, 189 jefes de estado y de gobierno de todo el mundo aprobaron en la Asamblea General de las Naciones Unidas la Declaración del Milenio. La consecución de estos objetivos antes del 2015 garantizaría la existencia de un mundo pacífico, justo y próspero:

1. Erradicar la pobreza extrema y el hambre.
2. Lograr la enseñanza primaria universal.
3. Promover la igualdad entre los géneros y la autonomía de la mujer.
4. Reducir la mortalidad infantil.
5. Mejorar la salud materna.
6. Combatir el VIH-SIDA, el paludismo y otras enfermedades.
7. Garantizar la sostenibilidad del medio ambiente.
8. Fomentar una asociación global para el desarrollo.

En los últimos años se ha ido haciendo un mayor hincapié en un enfoque mucho más multisectorial, que enfatiza la cooperación y la colaboración de los actores relevantes en los recursos, habilidades e iniciativas para comenzar y mantener un programa de RBC. Los actores relevantes en un programa de RBC son las personas con discapacidad, sus familias, sus comunidades, los gobiernos (local, regional, nacional), las ONGs y las organizaciones de personas con discapacidad, profesionales (médicos, relacionados con la salud, educadores, sociales,...) y el sector privado.

Este programa de Rehabilitación Basada en la Comunidad debería incluir los siguientes componentes:

1. La creación de una cultura positiva hacia las personas con discapacidad.
2. La provisión de servicios de rehabilitación.
3. La provisión de oportunidades de educación y formación.
4. La creación de oportunidades de generar ingresos a nivel micro y macro.
5. La provisión de facilidades de cuidados.
6. La prevención de las causas de discapacidad.
7. La gestión, registro y evaluación del proyecto.

No podemos abandonar este apartado sin mencionar la sugestiva y reveladora personalidad de *David Werner*, uno de los principales impulsores de los planes de RBC para las personas con discapacidad en diversas partes del mundo. Su trayectoria ha estado marcada no sólo por sus aportaciones teóricas si no por un fuerte compromiso personal y político por el que los participantes sean capacitados para adquirir posiciones de liderazgo, estrategias y habilidades para el cuidado de uno mismo y de los otros y que no sean meros sujetos pasivos de las decisiones e intervenciones de los profesionales y las instituciones. El propio *Werner* apunta a que "ningún trabajo sanitario puede ser apolítico. O bien se hace de forma que ayude a la gente a tomar control sobre los factores que determinan su salud, o bien se mantiene a la gente bajo control, discapacitada, dependiente de servicios centralizados, institucionales y sobre profesionalizados".

3. Enfoques conceptuales: la mirada de la terapia ocupacional

utopía o utopia.
(Del gr. οὐ, no, y τόπος, lugar: lugar que no existe).
1.f. Plan, proyecto, doctrina o sistema optimista que aparece como irrealizable en el momento de su formulación.

"Ella está en el horizonte -dice Fernando Birri-. Me acerco dos pasos, ella se aleja dos pasos. Camino diez pasos y el horizonte se corre diez pasos más allá. Por mucho que yo camine, nunca la alcanzaré. ¿Para qué sirve la utopía? Para eso sirve: para caminar"
Galeano: Ventana sobre la utopía

En 1993, *Elizabeth Townsend* (4) dictó una de las conferencias que, a la postre, se convertiría en primordial para la reflexión y la praxis de la terapia ocupacional en el ámbito de la exclusión social. En su alocución, publicada como es tradicional en la *Canadian Journal of Occupational Therapy* (CJOT), la canadiense sugiere que *"la visión de la terapia ocupacional es promover la justicia social, permitiendo a las personas participar como miembros valiosos de la sociedad a pesar de su potencial ocupacional diverso o limitado. La profesión promueve la justicia social a través de enfoques prácticos que permiten a las personas desarrollar su potencial ocupacional"*.

En el año 2005[7], *Frank Kronenberg*, Salvador Simó y *Nick Pollard* publicaron el libro *"Occupational Therapy Without Borders: Learning From the Spirit of Survivors"* cuya pretensión era *"desarrollar, implementar y promover la práctica, la educación y la investigación con personas marginadas, inspiradas y guiadas por la visión de confrontar el apartheid ocupacional y trabajar en pos de la justicia ocupacional, al tiempo que crea una conciencia crítica sobre la naturaleza política de la terapia ocupacional"* (3).

Con toda probabilidad el libro se ha convertido en un referente fundamental a nivel internacional. Su publicación en castellano posibilitó, además, la transferencia de conocimientos. Con posterioridad, *Pollard* y *Kronenberg* repetirían en la edición de otro volumen de similares características junto al británico *Dikaios Sakellariou, A Political Practice of Occupational Therapy* (49). Recientemente estos mismos autores han publicado la segunda edición de *"Occupational therapies without borders"*. Ambos trabajos se estructuran de un modo similar. Varios capítulos dedicados al análisis teórico, junto con

---

[7] Publicado en castellano en 2007 por la Editorial Médica Panamericana.

una recopilación de experiencias procedentes de diferentes partes del mundo así como de diferentes ámbitos y perspectivas. Nos sentimos deudores de su esfuerzo teórico y sistematizador.

Son muchos los autores que, en las últimas décadas, están poniendo el norte de la disciplina en el trabajo en pos de la justicia social. Como habíamos señalado en el apartado anterior la justicia social es un término especialmente heterogéneo con multiplicidad de matices. En este sentido Braveman y Suarez – Balcazar (8) sugieren que la justicia social abarca varios conceptos relacionados entre sí, tales como la igualdad, el empoderamiento, la equidad, la igualdad de oportunidades y de acceso a bienes y recursos". Los terapeutas ocupacionales decidieron adquirir el término *justicia ocupacional* para referirse a "la igualdad de oportunidades y recursos que permitan la participación de las personas en ocupaciones significativas" (6).

La justicia ocupacional supone una demanda para los terapeutas ocupacionales para considerar las desigualdades que surgen cuando la participación en las ocupaciones es "impedida, confinada, restringida, segregada, prohibida, subdesarrollada, perturbada, alienada, marginada, explotada, excluida o restringida de cualquier otro modo" (6). No seremos los primeros en incidir en el papel de los profesionales de la terapia ocupacional en la construcción de un mundo más justo y en buscar las estrategias adecuadas para ser capaces de mirar las injusticias ocupacionales que ocurren tanto cerca como lejos de nuestras miradas.

Vinculados con la idea de la justicia ocupacional se han ido introduciendo y manteniendo en la literatura otros términos que han tenido una mayor o menor aceptación. A continuación presentamos un esquema conceptual:

Términos y definiciones relacionadas con la Justicia Social y Ocupación (8)	
"Experiencias prolongadas de desconexión, aislamiento, vacío, falta de sentido de identidad, una limitada o confinada expresión del espíritu, o una sensación de falta de sentido". (6).	*Alienación ocupacional*

"La segregación de grupos de personas mediante la restricción o negación de su acceso a una participación digna y significativa en las ocupaciones de la vida diaria, basada en la raza, color, discapacidad, procedencia nacional, edad, sexo, orientación sexual, religión, creencias políticas, estatus en la sociedad u otras características". (3).	*Apartheid ocupacional*
"Un estado de exclusión de la participación en las ocupaciones necesarias y / o significativas, debido a factores que están fuera del control inmediato del individuo". (50).	*Privación ocupacional*
"Igualdad de oportunidades y recursos que permitan la participación de las personas en ocupaciones significativas" (17).	*Justicia ocupacional*
Ocurre cuando la "necesidad de los seres humanos para ejercer las pequeñas, diarias elecciones sobre las ocupaciones cotidianas" es negada por la normalización social "normativo de las expectativas acerca de cómo, cuándo y donde la gente" debería "participar" (6).	*Marginalización ocupacional*
"El derecho de todas las personas a participar en ocupaciones significativas que contribuyen positivamente a su propio bienestar y el bienestar de sus comunidades" (51).	*Derechos ocupacionales*

Tabla 4

La Justicia Ocupacional se basa en dos principios importantes: por un lado, la creencia en que la participación ocupacional es un determinante de la salud y, por otro, el principio del fortalecimiento a través de la ocupación (5).

Dos fundamentos para explorar la Justicia Ocupacional		
Ejemplos de Injusticia Ocupacional	*Aspectos para la Justicia*	*Fundamento del Conocimiento*
Alienación ocupacional. Privación ocupacional. Desequilibrio ocupacional.	Denegar el acceso universal a las oportunidades y/o recursos para participar en ocupaciones culturalmente definidas y saludables es injusto.	Ocupación: Los seres humanos son seres ocupacionales. Su existencia depende de la disponer de diversas oportunidades y recursos para la participación en ocupaciones culturalmente definidas y saludables (52).
Privación ocupacional. Marginalización ocupacional. Desequilibrio ocupacional	Pérdida de la capacidad, la práctica centrada en el cliente restringe las oportunidades y/o recursos requeridos para diversas personas para participar en las ocupaciones de una sociedad.	Práctica centrada en el cliente: Posibilitar la inclusión social está orientado por la justicia, la práctica centrada en el cliente crea diversas oportunidades y recursos para participar en ocupaciones culturalmente definidas y saludables (4).

Tabla 5

En este mismo sentido, *Stadnyk*, propuso en el año 2007 un marco para la justicia ocupacional: determinantes ocupacionales, instrumentos, contextos y resultados.

La privación ocupacional es uno de los resultados de la injusticia ocupacional. Ocurre cuando una persona o grupo de personas no tienen permitido hacer lo que es necesario y significativo en sus vidas por una restricción externa". De acuerdo con *Wilcock*, éstas fuerzas externas pueden incluir la pobreza, valores culturales, la falta de oportunidades para el empleo, enfermedad o discapacidad.

Otro de los resultados de la injusticia ocupacional es la alienación ocupacional, una consecuencia de experimentar la vida como falta de sentido o significado.

Un tercer resultado de la injusticia ocupacional es el desequilibrio ocupacional. Basado en la creencia que la salud requiere un equilibrio entre trabajo, ocio y descanso. En ese sentido, la tradición de la terapia ocupacional ha venido demostrando que la falta de ese balance generaba disfunción ocupacional, falta de salud.

Una teoría exploratoria de la Justicia Ocupacional (6)

Townsend y *Wilcock* han insistido en repetidas ocasiones que varias formas de participación–hacer, ser y llegar a ser a través de las ocupaciones- son esenciales en la promoción de la salud, el bienestar y la inclusión social en varios contextos culturales, económicos, instituciones, sociales y políticos. Desde esta perspectiva los contextos crean o limitan las posibilidades para la justicia ocupacional.

Ideas sobre la justicia ocupacional:

- Las personas son tanto seres ocupacionales como sociales.
- Las necesidades ocupacionales difieren entre las personas.
- Las diferentes formas de capacitación no dan cuenta de una variedad de necesidades ocupacionales, reales y potenciales.

Razonamiento sobre determinantes, formas y resultados ocupacionales:

- Las experiencias ocupacionales y los ambientes están determinados por la economía, política, cultura y otros.
- Los medios de comunicación, parentalidad, educación y empleo son ejemplos de ocupaciones que son y están moldeadas por otras ocupaciones.
- Los resultados potenciales de la injusticia ocupacional son, por ejemplo, la alienación ocupacional o la marginalización ocupacional.

Creencias y principios sobre la justicia ocupacional:

- Los seres humanos participan en ocupaciones tanto como agentes autónomos como interdependientes en sus contextos sociales.
- La salud depende de la participación en ocupaciones saludables.
- El empoderamiento posibilita la elección y el control en la participación ocupacional.

Braveman se preguntaba recientemente a modo de invitación a la reflexión y antes de profundizar acerca de la justicia social y la utilización de recursos comunitarios en una organización de VIH con un enfoque basado en la comunidad:

1. ¿Está nuestra sociedad apoyando de manera adecuada a las personas con discapacidad o con enfermedades crónicas para alcanzar la autosuficiencia y la autodeterminación y enfrentar los desafíos de la participación ocupacional (acceso a los recursos – justicia distributiva)?

2. ¿Están las organizaciones tomando decisiones efectivas para promover la participación plena y la autodeterminación (justicia procesual) a través de la distribución efectiva de recursos y servicios (justicia distributiva)?

Aunque la preocupación por la influencia ambiental sobre el desempeño ocupacional ha sido una constante a lo largo de la historia de la disciplina debemos notar que se ha ido incrementando su interés por parte de los profesionales. Aun así cabe aquí preguntarse por los contextos culturales de la ocupación (53) y cómo los terapeutas ocupacionales implementan sus intervenciones teniendo en cuenta estos elementos o si trasladan sus visiones occidentales a la praxis frente a las visiones orientales de la ocupación y el sentido que estas tienen sobre la vida diaria. De igual modo cabe preguntarse si algunas de las ideas sobre las que estamos fundamentando nuestro trabajo tales como el autodesarrollo o la autodeterminación, con un cariz claramente individualista, gozan de la misma importancia y significado en nuestra cultura que en otras de las que proceden muchas de las personas con las que trabajamos (o vamos a trabajar) en un mundo cada vez más globalizado y con mayores flujos migratorios de ciudadanos.

Kronenberg y *Pollard*, (54) expandieron la noción de injusticia ocupacional al desarrollar el concepto de *"apartheid* ocupacional". La elección del término [8] no es casual y remite a la experiencia de opresión de millones de ciudadanos negros sudafricanos que durante décadas fueron literalmente "apartados" de sus derechos, de sus posibilidades de autodesarrollo y autodeterminación, de la participación efectiva en las decisiones que

---

[8] En la reunión del consejo de la WFOT (Federación Mundial de Terapeutas Ocupacionales) celebrada en Ciudad del Cabo (Sudáfrica) en 2004 aprobó su primer informe sobre RBC. Tras un vivo debate acerca de la idoneidad de incluir los términos de *apartheid* y deprivación en el documento, el acuerdo mayoritario supuso su adopción y no sólo el de justicia ocupacional cuyo término gozaba de una menor carga política.

les afectaban y afectaban su comunidad.[9] El *apartheid* ocupacional queda definido como "la segregación de grupos de personas mediante la restricción o negación de su acceso a una participación digna y significativa en las ocupaciones de la vida diaria, basada en la raza, color, discapacidad, procedencia nacional, edad, sexo, orientación sexual, religión, creencias políticas, estatus en la sociedad u otras características" (3).

Las situaciones de injusticia ocupacional tienen lugar como resultado de las condiciones de *apartheid* ocupacional. Estas condiciones se perpetúan de manera intencionada o no intencionada por las élites de poder como un modo de mantener sus privilegios. El *apartheid* ocupacional es el resultado de limitaciones políticas que pueden extenderse afectando a todos los aspectos de la vida cotidiana y a la ocupación humana por medio de restricciones jurídicas, económicas, sociales y religiosas (3).

Con posterioridad *Kronenberg* y *Pollard* trasladarían el foco a lo que ellos denominan pADL – *political activities of daily living*- que junto con el *3P archaeology* se configuran como herramientas fundamentales para el razonamiento político desde la óptica de la terapia ocupacional.

Preguntas clave sobre las ApVD (Actividades políticas de la Vida Diaria)

1. ¿Cuáles son las características de la situación de conflicto y cooperación?
2. ¿Quiénes son los actores (seres ocupacionales)?
3. ¿Cómo se comportan los actores? ¿Cuáles son sus objetivos, intereses y motivos?
4. ¿Con qué medios cuentan?
5. ¿Cómo es el panorama político?
6. ¿Cuál es el contexto más amplio en que se manifiestan conflicto y cooperación?

---

[9] La Ley de Servicios Separados aprobada por la minoría blanca que gobernaba sobre la mayoría blanca sudafricana en 1953 marcaba y dividía con un *"Sleg Blankes"* ("Sólo blancos") aquellos aseos públicos, bares, fuentes, restaurantes, cines, piscinas públicas, paradas de autobús o estaciones de ferrocarril. El evidente odio racial mantenido a lo largo de décadas ocasionó miles de muertos. Uno de los aspectos más dantescos y que mayor influencia tiene sobre la capacidad de las personas para tomar las riendas de sus propios procesos de cambio es el acceso a la educación. "Las autoridades no permitían la escolarización a partir de los 15 años. Se atenían al pie de la letra a lo dictado por el principal arquitecto del *apartheid*, *Hendrick Verwoerd*, que, en 1953, como responsable del Departamento de Asuntos Nativos, elaboró un plan de estudios diseñado, según él, para "la naturaleza y necesidades de las personas negras". *Verwoerd*, que después sería primer ministro, decía que el objetivo de su Ley de Educación Bantú era impedir que los negros recibiesen una educación que pudiera hacerles aspirar a puestos por encima de los que les correspondían. El auténtico propósito era sostener el gran elemento del sistema del *apartheid*, la protección encubierta de los puestos de trabajo de los blancos" (*John Carlin*: El Factor Humano)

Ya en los últimos años, el tema de justicia, exclusión y la necesidad de reivindicación plena de los derechos humanos, es asumido con conceptualizaciones propias desde Latinoamérica (55, 56).

El tema justicia se sitúa en el debate del tipo de sociedad que tenemos y no es solamente considerar que grupos excluidos o personas no tiene acceso a ocupaciones dignas y justas, sino, fundamentalmente, la tarea es ética y política en términos que toda acción de intervención de terapia ocupacional que conlleve el propósito de justicia, en nuestro caso ocupacional, debe ir a la par de las transformaciones sociales del contexto y del sistema que las produce.

La actuación de los terapeutas ocupacionales en este sentido, no guarda relación con asumir perspectivas jurídicas, sociales como problema de la exclusión, sino en lo fundamental, en una praxis crítica al sistema neoliberal y capitalista que está a la base de los procesos de injusticia, privación, *apartheid* ocupacional. En la cual las tareas vinculadas a las acciones con personas y grupos, impliquen una politización de los sujetos que viven las injusticias, como primer paso de autonomía y emancipación.

El abordar e intervenir desde estos enfoques, requiere no pensar que el tema de lo justo e injusto ocupacionalmente se entienda como problema técnico metodológico, sino fundamentalmente, como una tarea orientada a la libertad y a la autoconciencia de los sujetos como actores efectivos de transformación y cambio de las realidades excluyentes en las cuales se mantienen.

Desde esta perspectiva, los terapeutas ocupacionales no están en un afuera, son parte del mismo problema de las personas con las cuales trabajan y requiere desde ya un compromiso ético político con los excluidos, asumiendo ese lugar del otro, esa otredad como el lugar justo de intervención y no otro espacio. No la posición técnica o externa de observador e incluso participante, con respecto a quienes se ven afectados por las injusticias ocupacionales, sino que el lugar de lo injusto es el lugar en que la terapia ocupacional debe ubicarse. Esto debe entenderse como una radicalidad de la intervención, en término que estar en ese territorio de lo injusto, al lado de los excluidos, en el espacio concreto y simbólico de la exclusión, es el que permitirá el reconocimiento pleno de un nosotros como sujetos equivalentes y como actores de la transformación social que se oriente a la consolidación de la libertad humana como único criterio de autonomía plena y la participación y justicia ocupacional (57).

A modo de comentario

Una práctica de TO basada en los DDHH y centrada en la inclusión social de personal vulneradas con estrategias socio comunitarias, implica la construcción de un nuevo orden de fundamento disciplinar y profesional. Conlleva a reflexiones de diferente orden (epistemológicas, metodológicas, éticas y políticas) que nos ponen en un plano de ruptura con las miradas tradicionales y dominantes en la disciplina de la terapia ocupacional. Hoy en día no deja de ser un desafío importante, más aún si la profesión debe abordar aspectos referidos al tema de la cuestión social. Esta importancia no radica primariamente en el orden de lo teórico, sino fundamentalmente en los efectos que la acción de la Terapia ocupacional genera en la vida concreta de colectivos, sujetos y en la propia terapia ocupacional. Esto no es un hecho técnico, sino por el contrario, es de un carácter eminentemente político. Implica, para quienes llevamos el accionar de la Terapia Ocupacional a la comunidad, una reflexión permanente e interrogarnos por los escenarios de quienes son los sujetos excluidos.

Interrogantes tales como:

1. ¿Cuáles son las condiciones históricas que nos llevan a reflexionar sobre las personas excluidas y el papel que puede jugar la terapia ocupacional?
2. ¿Cuáles pueden ser los límites que establecen estas condiciones?
3. ¿Cuáles son las condiciones para hacer posible la transformación de los contextos desde perspectivas basadas en los derechos humanos?
4. ¿Cuáles son las implicancias éticas y políticas para la institución de la terapia ocupacional?
5. Frente a lo anterior, ¿qué lugar adoptamos?, ¿qué posiciones sostenemos?

¿Una terapia ocupacional que tenga como propósito promover la adaptación de personas al sistema social dominante? ¿La adaptación de los vulnerados y excluidos al sistema que los excluye? ¿Una terapia ocupacional centrada en las habilidades y destrezas para que los sujetos se integren a los contextos sin posibilidad de transformación?

Como respuesta, se requiere de una terapia ocupacional que transforme, promueva otras formas de relaciones sociales, otras formas de estilos de vida. "Sostenemos que esto sólo es posible, en la medida que la primera transformación debe ser de la propia terapia ocupacional que debe generar una práctica liberadora, de orden ético político que conlleve a producir otras terapias ocupacionales. Terapias construidas desde las prácticas, las experiencias cotidianas, al lado de las comunidades concretas, situadas localmente, que promuevan la autonomía, la ciudadanía y consideren a la comunidad como un sujeto actuante, productor de su realidad. Producir terapias ocupacionales que se reconozcan al interior de las comunidades y como un efecto de ellas. Estas comunidades tienen una existencia histórica, situada, concreta. Emergen de realidades producidas socialmente, en contextos definidos. Así también la terapia ocupacional es producida en esos mismos escenarios, en esos mismos contextos, en esos mismos lugares" (16).

Tal como señala Guajardo, las nuevas décadas que nos vienen como profesión, nos situarán cada vez más en el campo de lo social, lo político y lo ético. A pesar del origen profesional como oficio de la salud, se hará inevitable su transformación para situar el quehacer en salud sólo como un área de desempeño profesional. Convergerán a ella escenarios como Justicia, Educación, Trabajo, Protección Social, espacios que no tiene relación directa con salud, sino con el bienestar social y la ciudadanía.

Bibliografía

1. Guajardo A. Enfoques y praxis en terapia ocupacional. Reflexiones desde una terapia ocupacional crítica. TOG (A Coruña) [revista en internet]. 2011. Mon.5:[18-29] Disponible en :
http://www.revistatog.com/mono/num5/prologo.pdf

2. Trujillo R. Ocupación: sentido, realización y libertad. Diálogos ocupacionales en torno al sujeto, la sociedad y el medio ambiente. Bogotá: Universidad Nacional de Colombia. Facultad de Medicina. Departamento de la Ocupación Humana; 2011.

3. *Kronenberg F.*, Simó S., *Pollard N.* Terapia Ocupacional sin Fronteras. El espíritu de los supervivientes. Madrid: Editorial Médica Panamericana; 2007.

4. *Townsend E. Muriel Driver Lecture. Occupational therapy's social vision. Can J Occup Ther.* 1993; 60(4):174-84.

5. *Townsend E. Reflections on power and justice in enabling occupation. Can J Occup Ther.* 2003; 70(2):74-87.

6. *Townsend E, Wilcock A. Occupational justice and client-centred practice: a dialogue in progress. Can J Occup Ther.* 2004; 71(2):75-87.

7. *Nilsson I, Townsend E. Occupational justice-bridging theory and practice. Scand J Occup Ther.* 2010;17(1):57-63.

8. *Braveman B, Bass-Haugen JD. Social Justice and Health Disparities: An Evolving Discourse in Occupational Therapy Research and Intervention. Am J Occup Ther.* 2009; 63(1):7-12.

9. Guajardo A. Experiencia de terapia ocupacional en salud mental y derechos humanos. Colección CINTRAS. Santiago de Chile: CINTRAS; 1992.

10. Madariaga C, Guajardo A. Una Experiencia de Psiquiatría Social. Cuadernos Médicos Sociales (Santiago de Chile). 1998; 3-4: 33-47.

11. Saraceno B. La liberación de los pacientes psiquiátricos. De la rehabilitación a la ciudadanía posible. México: Pax; 2003.

12. Desviat M. La reforma psiquiátrica tras 25 años de la ley general de sanidad. Rev Esp Salud Pública. 2011; 85: 427-436.
Disponible en:
http://www2.ohchr.org/spanish/law/disabilities-convention.htm

13. Fernández A. Jóvenes con discapacidades: sujetos de reconocimiento [tesis doctoral]. Manizales: Doctorado en Ciencias Sociales. Niñez y Juventud. 2011. Cinde y la Universidad de Manizales.

14. Guajardo A. Terapia Ocupacional, Una historia Inconclusa. Conferencia inaugural del Congreso de Terapia Ocupacional de Chile. Viña del Mar; 2013.

15. Guajardo A. Construcción de Identidades, Episteme y Prácticas de Terapia Ocupacional. Conferencia de clausura Congreso Latinoamericano de Terapia Ocupacional. San Pablo; 2011.

16. *Wilcock A, Townsend E. Occupational terminology interactive dialogue: Occupational justice. J Occup Scien. 2000; 7(2), 84–86.*

17. *Freire P, Macedo D. Literacy: Reading the word & the world. South Hadley: Bergin & Garvey Publishers; 1987.*

18. De Sebastián L. Un mundo por hacer. Claves para entender la globalización. Madrid: Editorial Síntesis; 2002.

19. Wallerstein I. Conocer el mundo, saber el mundo. El fin de lo aprendido. Madrid: Siglo XXI; 2001.

20. *Carnoy M. Globalization and Educational Reform: what planners need to know. Paris: UNESCO; 1999.*

21. Larraín J. ¿América Latina moderna? Globalización e Identidad. Santiago de Chile: Lom; 2005.

22. *Castells MA. Sociedade em rede. A era da informação: economia, sociedade e cultura. São Paulo: Paz e Terra; 1999.*

23. *Pollard N., Sakellariou D., Kronenberg F. A Political Practice of Occupational Therapy. London: Churchill Livingstone; 2008.*

24. Hannah A. ¿Qué es la política? Barcelona: Ediciones Paidós, 1997.

25. Laparra M. Pérez, B. Exclusión social en España: un espacio diverso y disperso en intensa transformación. Madrid: Caritas Española, 2009.

26. Ramonet I. ¿Qué es la Globalización? Santiago de Chile: Editorial Aún Creemos en Los Sueños; 2004.

27. Neff M. Desarrollo a Escala Humana. Conceptos, aplicaciones y algunas reflexiones. Uruguay: Icaria; 1998.

28. *Braveman B, Bass-Haugen J. Social justice and health disparities: an evolving discourse in occupational therapy research and intervention. Am J Occup Ther. 2009; 63(1):7-12.*

29. *Horkheimer M.* Teoría Crítica. Buenos Aires: Amorrortu Editores; 2003.

30. *Rawls J.* Presupuestos de la teoría de la justicia. Madrid: FCE; 1977.

31. *Young I.* La justicia y la política de la diferencia. Madrid: Ediciones Cátedra; 2000.

32. Guajardo A. Simo Algado S. Una Terapia Ocupacional basada en los derechos humanos. TOG (A Coruña) [revista en internet]. 2010; 7 (12): [25p]. Disponible en **http://www.revistatog.com/num12/pdfs/maestros.pdf**

33. *Touraine A.* La ruptura entre sociedad política y economía es total. Disponible en: **http://www.publico.es/culturas/318133/la-ruptura-entre-sociedad-politica-y-economia-es-total**

34. Peces - Barba G. Curso de Derechos Fundamentales. Madrid: Carlos III; 1999.

35. Marina, JA. La lucha por la dignidad: teoría de la felicidad política. Madrid: Anagrama; 2001.

36. Bobbio N. El tiempo de los derechos. Madrid: Sistema; 1991.

37. Estévez López, Ariadna y Daniel Vázquez, *Los derechos humanos en las ciencias sociales: una perspectiva multidisciplinaria,* México, Flacso/CISAN, UNAM, 2010. 292 pp.

38. Vidal M. El Hombre Inconcluso. Desarrollo personal y clase Social. Colección CINTRAS, Santiago de Chile: CINTRAS; 1990

39. Pérez C. Sobre un concepto histórico de ciencia. Santiago: LOM; 1998

40. *Lister R. Citizenship: feminist perspective. Basingstoke: Macmillan,* 1997.

41. Organización Mundial de la Salud. Caritas Ambrosiana Municipalidad de Milán, Italia. La Ciudadanía es terapéutica CARTA DE INTENCIONES. 2002.

42. García Huidobro JE. Aportes para el análisis y la sistematización de experiencias no formales de educación de adultos. Santiago: UNESCO-OREALC; 1980.

43. *Zimmerman M, Rappaport J. Citizen Participation, perceived control and psychological empowerment. Am J. Community Psychol. 1988; 16(5): 725-750.*

44. Montero, Teoría y práctica de la psicología comunitaria: la tensión entre comunidad y sociedad. 1ª ed. Buenos Aires: Paidos; 2006.

45. *Fawcett SB, White GW, Balcazar FE, Suarez-Balcazar Y, Mathews RM, Paine-Andrews A, et al .A contextual-behavioral model of empowerment: case studies involving people with physical disabilities. Am J Community Psychol. 1994 ;22(4):471–496.*

46. OIT, UNESCO, OMS. RBC: estrategia para la rehabilitación, la igualdad de oportunidades, la reducción de la pobreza y la integración social de las personas con discapacidad. Ginebra: OMS; 2005.

47. *Thibeault R, Hébert M. A congruent model for health promotion in occupational therapy. Occup Ther Int. 1997; 4: 271–293.*

48. *Pollard N., Sakellariou D., Kronenberg F. A Political Practice of Occupational Therapy. London: Churchill Livingstone, 2008.*

49. *Whiteford G. Occupational deprivation: Global challenge in the new millennium. British Journal of Occupational Therapy. 2000; 63(5), 200-204.*

50. *Hammel K. Self-Care, Productivity, and Leisure, or Dimensions of Occupational Experience? Rethinking Occupational "Categories" Can J Occup Ther 2009b; 7(2), 107-114.*

51. *Wilcock. A theory of the human need for occupation. J Occup Sci,1993 1(1) 17 - 24*

52. *Iwama, M. The Kawa Model; Culturally Relevant Occupational Therapy, Churchill Livingstone-Elsevier Press, Edinburgh, 2006 242p.*

53. *Kronenberg, Frank, Nick Pollard, and Dikaios Sakellariou, Eds., Occupational Therapies without Borders, Vol. 2: Towards an Ecology of Occupation-based Practices. Edinburgh, UK: Elsevier/Churchill Livingston.*

54. *Galheigo S.* Terapia Ocupacional en el ámbito social. Aclarando conceptos e ideas. En: *Kronenberg F.,* Simó S., *Pollard N.* Terapia Ocupacional sin Fronteras. Aprendiendo del espíritu de supervivientes. Madrid: Médica Panamericana; 2006. pp. 85 – 97.

55. Guajardo A. Desarrollo Social y Derechos Humanos. Colección CINTRAS. Santiago, Chile, 1995. www.cintras.org

56. Dussel E. Filosofía de la Liberación. México: Fondo de Cultura Económica; 2010.

57. *Do Santos V.* Donatti A. Cuestiones Contemporáneas en Terapia Ocupacional de América del Sur. Editorial CRV. 2014, *São Paulo,* Brasil.

CAPITULO II:
EXPERIENCIAS DE PRAXIS DESDE LA OCUPACIÓN FRENTE A LA EXCLUSIÓN SOCIAL EN CHILE Y ESPAÑA

Introducción

El objetivo de esta segunda parte es mostrar experiencias transformadoras de terapeutas ocupacionales en el ámbito social tanto de Chile como de España y Burkina Faso. Comenzaremos por presentar tres casos de la experiencia chilena, en cada uno de ellos un profesional de la terapia ocupacional sistematiza su programa donde junto con presentar una estructura teórica, analiza los desafíos, los cuestionamientos y los factores en pro y en contra que se presentan en su praxis cotidiana. Luego, de la misma manera, se muestra una experiencia única en Burkina Faso, África, y se da término con un caso de España.

En estas cinco experiencias podemos darnos cuenta como terapeutas ocupacionales de países con historias, culturas y costumbres tan distintas, separados por miles de kilómetros, se encuentran sin embargo, unidos por un motor en común que es el llevar a cabo programas de inclusión social con enfoques y objetivos similares.

Estos programas están dirigidos a poblaciones de alto riesgo, en contextos complejos, con barreras culturales e ideológicas. No obstante todos los protagonistas muestran satisfacción por los resultados de su trabajo, lo cual nos motiva a ampliar los horizontes y replicar la intervención de terapia ocupacional dando cuenta de la fuerza y de la diversidad de escenarios en que se protagoniza nuestra profesión.

Ciudad / País	Características	Autores	Título
Comuna El Bosque. (Santiago, Chile)	Problemas de salud mental y psiquiatría.	Patricia Cifuentes C. Terapeuta Ocupacional Susana Espejo A. Psicóloga *Eileen Jacard D.* Terapeuta Ocupacional	Desde el fortalecimiento como agrupación de usuarios hacia la inclusión social
Línea Sociolaboral del Programa Calle de Chile Solidario. Ministerio de Planificación (Santiago, Chile)	Servicio de apoyo psicosocial que busca incorporar a personas que viven en situación de calle al sistema de protección social.	Valentina Pérez P. Terapeuta Ocupacional	Intervención de Terapia Ocupacional con personas en situación de calle
Comuna de Quinta Normal. Santiago, Chile	Taller de Tiempo Libre en el Programa de Alcohol y Drogas	*Marjorie Schliebener T.* Terapeuta Ocupacional	Reflexiones acerca del tiempo libre de un grupo de usuarios en tratamiento por consumo problemático de alcohol y drogas
Houndé, Burkina Faso	Primer Centro de Terapia Ocupacional para la promoción de la salud mental en Houndé, Burkina Faso,	Inmaculada Zango Martín Terapeuta Ocupacional	Reto y oportunidad en Terapia Ocupacional: La identificación de Terapia Ocupacional en Burkina Faso

España		*Daniel Emeric Méaulle* Terapeuta Ocupacional	Aportaciones de la Terapia Ocupacional a la intervención sociocomunitaria con población gitana en riesgo de exclusión social.

Tabla 6

1. Desde el Fortalecimiento como Agrupación de Usuarios hacia la Inclusión Social.

TO Patricia Cifuentes C. Psc. Susana Espejo A. TO Eileen Jacard D.
Programa Rehabilitación Psicosocial Comunitaria - COSAM El Bosque

Introducción

El presente documento pretende dar a conocer la experiencia realizada con personas integrantes de la comuna El Bosque, situada en el área sur de la región metropolitana de Chile e integrantes del equipo interdisciplinario de COSAM El Bosque. Esta experiencia es entendida como un proceso en el cual destacan tres fases, cada una con objetivos distintos que fueron formulados por diferentes actores involucrados y según las necesidades propias de cada momento.

Inicialmente el propósito se centra en facilitar la integración social de las personas y familias afectadas por problemas de salud mental y psiquiatría mediante la ocupación del tiempo libre con actividades culturales, recreativas, deportivas, educativas y de socialización. Para esto se da curso, en el año 2005, a un proceso de conformación de grupo con usuarios de la red socio-sanitaria de la comuna El Bosque, acompañados por profesionales del COSAM y de la Unidad de Salud Mental del Hospital El Pino (Hospital General).

En el transcurso de la experiencia, año 2006 y 2007, el grupo de usuarios logra un sentido de identidad que les permite organizarse, fortalecerse y así obtener la personalidad jurídica como agrupación social. Esto da pie a una mayor vinculación comunal a través de la postulación a fondos concursables, el acceso a capacitaciones y la participación en puesto de feria libre de la comuna.

Durante los años 2008 y 2009, surgen necesidades que reorientan el propósito hacia la identificación y activación de nuevas redes comunitarias que faciliten oportunidades de desempeño ocupacional, tanto individual como colectivo, en las áreas de participación social y laboral. De esta manera se gestionan lazos con organizaciones formales, como el municipio y sus dependencias, empresas del sector y organizaciones de base (junta vecinos, centro de madre, grupos de autoayuda, centro de adulto mayor, iglesia, entre otras).

A partir de una evaluación de proceso, se logra reflexionar respecto a los lineamientos y ejes programáticos, planteando como desafío para una próxima fase de intervención el dar continuidad y fuerza al trabajo de sensibilización comunitaria, participación en actividades trazadoras y significativas a nivel local, y un fuerte énfasis en la gestión y difusión con redes formales. Lo anterior, con el propósito de contribuir a la inclusión social.

Marco Socio Histórico

La Comuna de El Bosque fue creada en el año 1981 con una superficie de 14.2 km². Se localiza en la zona sur de la Ciudad de Santiago - Región Metropolitana de Chile, siendo una de las 32 comunas que conforman la Provincia de Santiago. Es importante mencionar que según el Censo de Población y Vivienda 2002, la Comuna de El Bosque, 100% urbana, tiene una población de 175.212 habitantes (50,78% mujeres y 49,22% hombres); de la población comunal hay 3.797 (2,16%) personas con una o más discapacidades. Por otro lado, la situación de pobreza está representada por el 21,5% de la población. Además, se puede señalar que de las 68.314 personas que trabajan, un 18% se ubica en la actividad económica de comercio al por menor, un 11% en la construcción, un 9% en otras actividades empresariales, un 5,77% en servicio doméstico, entre otros. El índice de cesantía asciende sobre el 30% (1).

En el contexto nacional de salud mental, nuestro país ha dado pasos importantes desde los años 90 implementando la Reforma Psiquiátrica: se ha elaborado un Plan Nacional de Salud Mental y Psiquiatría de carácter global e inserto en las políticas de Estado en materia de salud pública, se han hecho esfuerzos normativos notables sobre las prácticas en salud mental, se ha creado una red nacional de salud mental y se ha incentivado el desarrollo de redes locales y regionales con fuerte sentido comunitario.

En este marco, el Centro Comunitario de Salud Mental y Familiar de la comuna El Bosque en el año 2005 comienza a implementar lo propuesto por el Plan Nacional de Salud Mental y Psiquiatría, dando inicio a un Programa de Rehabilitación Psicosocial para personas con trastornos psiquiátricos severos.

La experiencia entonces, se sustenta bajo el Modelo de Psiquiatría Comunitaria vigente hasta el momento y avalado por las autoridades sanitarias en políticas de Salud Pública (Ministerio de Salud), el cual enfatiza la perspectiva de derechos humanos, la territorialidad, el acceso universal a los servicios, involucra la participación activa y responsable de las comunidades, especialmente de personas con trastornos psiquiátricos y sus familiares, y el trabajo en red.

Respecto a la red socio - sanitaria de la comuna El Bosque, donde se desarrolla la experiencia, se puede mencionar que está configurada en base a Hogares Protegidos, Organizaciones Comunitarias, Club de Integración Social, Agrupaciones de Autoayuda, dispositivos de Atención Primaria (3 Centros de Salud Familiar - CESFAM, 2 Consultorios, 1 Mini Centro de Atención Primaria de Salud - APS, 3 Servicios de Atención Primaria de Urgencia - SAPU), dispositivos de Atención Secundaria (Centros Comunitarios de Salud Mental Familiar – COSAM, Centros Comunitarios de Rehabilitación - CCR) y Hospital General.

Según esta red, en el año 2005 se distribuye la población por sectores separando la atención para personas con trastornos psiquiátricos severos. El Programa de Rehabilitación Psicosocial del COSAM El Bosque trabaja con usuarios derivados y correspondientes a los sectores de los CESFAM Carlos Lorca y Cóndores de Chile, y del Consultorio Santa Laura; y el Hospital El Pino atiende a los usuarios derivados y correspondientes al sector del Consultorio Laurita Vicuña y el CESFAM Orlando Letelier.

Sujeto de Intervención

La comunidad intervenida en una primera fase es de 23 personas (3 mujeres, 20 varones) usuarias de la Unidad de Salud Mental del Hospital El Pino, de dos Hogares Protegidos y de un Club de Integración Social. Todos ellos de estrato social bajo y en situación de vulnerabilidad social. En una segunda fase, se integran a los sujetos iniciales de intervención, sus familiares y amigos. En una tercera fase, se trabaja con la comunidad ampliada, es decir, con la Agrupación de usuarios "Se Hace Camino al Andar" ya conformada, la Agrupación de familiares, amigos y vecinos "Luz y Esperanza", las Agrupaciones de Auto Ayuda en Salud de la Comuna, Hogares Protegidos, otras organizaciones sociales a nivel comunal (Junta de Vecinos, Centro de Madres, Centro del Adulto Mayor, Iglesia, entre otros), y Organizaciones a nivel nacional (Coordinadora Nacional de Familiares y Usuarios de Salud Mental - CORFAUSAM, Asociación Nacional de Usuarios de Servicios de Salud Mental - ANUSSAM).

Identificación del Problema

Cuando se da inicio a la implementación del Programa de Rehabilitación Psicosocial Comunitaria no se contaba con un profesional de especialidad (Psiquiatra); por lo tanto, los controles médicos y farmacológicos se realizaban en la Unidad de Salud Mental del Hospital El Pino. Sin embargo, este dispositivo no daba respuesta a las necesidades sociales de las personas, por lo que la atención psicosocial se realizaba en COSAM El Bosque generando una separación entre la atención biomédica y la psicosocial.

Esta situación es visualizada como un problema por el equipo interdisciplinario del COSAM El Bosque (Terapeuta Ocupacional, Psicólogos, Técnico en Rehabilitación, Profesor de Estado de Educación Física, Asistente Social) el cual entiende que la atención en salud mental requiere de un abordaje integral. Cuando el trabajo es segregado con los usuarios, repercute en la calidad del proceso de rehabilitación de éstos, debido a que al atenderse en dos dispositivos sanitarios con comprensión distinta de la salud mental y del modelo de psiquiatría comunitaria, no permite avanzar en el proceso terapéutico de rehabilitación psicosocial, primando el foco de atención en la sintomatología, la enfermedad y no las dificultades sociales, ocupacionales, inclusivas.

En consecuencia de lo antes mencionado, se genera una coordinación de las intervenciones entre ambos equipos para realizar una acción conjunta en beneficio del proceso de rehabilitación de los usuarios.

Entendiendo que la dinámica de acciones multidisciplinarias en distintos lugares obstaculiza la construcción de redes de apoyo significativas, activas y fortalecidas, en una primera instancia los equipos de ambos dispositivos de salud deciden, a partir de los lineamientos del Plan Nacional de Salud Mental y Psiquiatría Comunitaria, que la estrategia para establecer un soporte social es mediante la conformación de una Agrupación de usuarios. Así, junto al grupo se comienza a problematizar el sentido de constituir una Agrupación como una forma de facilitar la integración social.

Junto con problematizar el sentido de organizarse, el equipo considera que una de las situaciones importantes de abordar es la *participación protagónica* de los usuarios en la identificación de sus necesidades más sentidas y en el modo en que se involucrarían en la toma de decisiones para lograr concretar acciones que dieran respuestas a aquellas necesidades. Así, se concibe desde el equipo el concepto *participación protagónica* de los usuarios como "el ejercicio de los derechos ciudadanos, derecho de ser informado, derecho a opinar y a reclamar, derecho a apelar e impugnar decisiones de la autoridad, a confrontar ideas, a llegar a *consensus* y a decidir" (2).

La *participación* permite establecer relaciones con otros y crear redes sociales, económicas, de asesoría y asistencia técnica, permitiendo interactuar con el entorno. Por otra parte la *participación* como habilitación social y fortalecimiento para que los usuarios potencien destrezas y capacidades, transformen sus espacios y organizaciones y actúen con un sentido de identidad y de comunidad, facilitando el crear oportunidades para la negociación con el sector público y fortaleciendo el capital social de la comunidad.

Metodología

A lo largo de las tres fases que describen la experiencia, la metodología empleada es cualitativa y se basa en los modelos de educación popular y comunitaria. A pesar de esto, cada fase utiliza distintas estrategias adecuándolas al proceso colectivo e individual de los participantes.

En la primera fase se utilizan las dinámicas grupales como rompe hielo, para fomentar el diálogo, el conocimiento y cohesión de grupo. Luego, el diagnóstico participativo con el fin de identificar las necesidades, opiniones e inquietudes del grupo. Esto permite que en conjunto se elaboren las sesiones en términos de temáticas a abordar, conocer y aprender.

En la segunda fase se utilizan como técnicas de intervención el juego de roles, cuyo objetivo apunta a experimentar situaciones que enfrentan las personas en la conformación de una orgánica de grupo. Se pretende que las personas se fortalezcan en su rol como participantes de una agrupación social (socio, presidente, secretario, tesorero, director) para así facilitar el vínculo con redes comunitarias, acceder a beneficios y oportunidades promovidas por el municipio, y obtener representatividad en actividades locales.

La tercera fase apunta a una práctica de red donde el foco está puesto en generar vínculos que perduren en el tiempo y que otorguen soporte social y sostenibilidad de las acciones. El sujeto de intervención deja de ser la Agrupación de usuarios y se comienza a trabajar con la comunidad organizada y no organizada del sector (vecinos, Junta de Vecinos, Centro de Madres, Centro del Adulto Mayor, Iglesia, empresas privadas, entre otras) y la red comunal.

Se utilizan técnicas como el acompañamiento terapéutico en situación real y la problematización de las experiencias cotidianas.

La Experiencia

Primera Fase: "Vinculación"

En la *primera fase* los usuarios asisten a atenciones individuales interdisciplinarias y actividades terapéuticas grupales del Programa de Rehabilitación Psicosocial Comunitaria del COSAM El Bosque. Los usuarios son derivados desde la Unidad de Salud Mental del Hospital El Pino, sin claridad del propósito de su derivación al COSAM. Se suma a esta situación que las derivaciones de los Centros de APS comienzan a aumentar.

En ese momento el equipo técnico y los usuarios, mediante un diagnóstico participativo, visualizan la necesidad de fomentar una actividad que potencie el sentido de constituir una organización de usuarios, abordando constructos como "sentido de pertenencia" e "interrelación" con la comunidad y redes de salud. El tema se trabaja desde una perspectiva de derecho considerando el ejercicio de ciudadanía y autonomía, apuntando a tener una vida plena y digna, y participar en el entorno social.

Es así como en el año 2005 se da inicio a las actividades, materializadas en reuniones con los usuarios (23) y parte del equipo profesional (Terapeuta Ocupacional, Psicóloga) del COSAM, con el objetivo de que los usuarios lograran conocerse, establecer un vínculo socio afectivo e identificar las necesidades propias como colectivo.

Estas reuniones se realizaban en la comunidad, en una sede de la Junta de Vecinos del sector correspondiente a la territorialización del COSAM. En esta fase las acciones se orientaron hacia la conformación del grupo con actividades sociales tales como: juegos de salón, compartir una reunión con música (guitarra), conversación libre, celebraciones.

Luego se implementaron talleres, de acuerdo a los intereses de los usuarios, en las siguientes áreas: Artística (música, pintura, teatro espontáneo); Autocuidado (ejercicios kinésicos, gimnasia entretenida y deporte, y piscina); Recreación (paseos a parques, montaña y playa). Además se establecieron coordinaciones con organismos gubernamentales de capacitación (Servicio Nacional de Capacitación y Empleo - SENCE[10]) respondiendo a las necesidad de los usuarios en el área productiva y de capacitación.

---

[10] Más información en: **http://www.sence.cl**

En Diciembre del 2005 tras un año de trabajo colectivo en el cual los usuarios participan de los talleres orientados al ejercicio de autonomía y ciudadanía, vinculación social y afectiva, se observa un grupo fortalecido que decide obtener personalidad jurídica bajo el nombre de Agrupación de Usuarios "Se Hace Camino al Andar".

Desde un análisis reflexivo, se cree que aun cuando el primer problema identificado surge desde lo visualizado por los equipos de salud (intervenciones médicas y psicosocial en dispositivos diferentes), lo que facilitó el logro de los objetivos trazados en conjunto con los usuarios fue el abordar el trabajo desde un paradigma crítico construccionista, con un enfoque psicosocial donde lo central son las relaciones, los significados y la reflexión de la realidad vivida. Es así como se destaca la forma de vinculación entre los usuarios y profesionales, en tanto persona. Se establece un vínculo comprometido y a partir de esto se construye un compromiso conjunto, persona - Terapeuta y persona - Usuario, relacionándose simétricamente. Como consecuencia de esta relación, en que cada parte hace su aporte y los tecnicismo emergen según las necesidades de momento, se establece un vínculo en donde lo que impera es la persona; vínculo primario donde no existe neutralidad ética, valórica, emocional ni ideológica. Y vínculo secundario donde existe neutralidad respecto a cómo abordar el problema de salud, qué herramientas utilizar, es decir, neutralidad técnica.

Además no hay que olvidar que esta relación terapéutica siempre debe ser democrática, basada en los derechos humanos, en la construcción de la relación en condiciones de igualdad, centrada en el sujeto vulnerado y que no genere dependencia (material ni simbólica).

Segunda Fase: "Integración Social"

En una *segunda fase*, durante el año 2006, se ve la necesidad realizar el trabajo de rehabilitación psicosocial comunitaria fuera del dispositivo de salud coherente con el abordaje de las necesidades sentidas de los usuarios desde lo cotidiano. La Dirección del COSAM y el equipo profesional gestionan la posibilidad de arrendar una casa en un territorio cercano al dispositivo con financiamiento coordinado con la Dirección de Salud Municipal. Así se continúa la intervención psicosocial desde un espacio físico llamado "Casa Comunitaria"; lugar de encuentro de la Agrupación de Usuarios "Se Hace Camino al Andar" y donde además participan otras agrupaciones sociales como el Club de Integración Social de la comuna.

Durante todo el 2006 se da continuidad a los objetivos y estrategias propuestas en la primera fase (reuniones y talleres exploratorios).

A fines del 2006, si bien la Agrupación ya con personalidad jurídica se muestra como un grupo social consolidado, no posee una Directiva fortalecida y con liderazgo en la conducción, ni articulada con otras organizaciones. De esta manera, el equipo técnico-profesional (Técnico en Rehabilitación, Terapeuta Ocupacional y Asistente Social) detecta esto como una necesidad a abordar y plantea como objetivos de intervención que los usuarios logren fortalecer el desempeño de roles como miembros activos de la Directiva y Socios de la Agrupación; y que la Agrupación amplíe su participación social.

En el 2007 se renueva la personalidad jurídica y se trabajan los objetivos antes mencionados, a través de una metodología cualitativa y participativa, utilizando técnicas como: educación problematizadora, láminas generadoras, *rol playing, modeling*, dinámicas grupales, entre otras. Se mantienen las reuniones semanales con los usuarios de las cuales emergen diversas actividades sociales y de gestión con otras redes tanto a nivel local como nacional; todas éstas, planificadas y realizadas en conjunto (usuarios y equipo). Entre estas actividades destacan: paseos recreativos, salidas culturales, postulación a proyectos, gestión con redes municipales (Oficina de la Discapacidad, Departamento de Higiene Ambiental, Dirección de Desarrollo Comunitario – DIDECO), y gestión con la Coordinadora Nacional de Familiares y Usuarios de Salud Mental – CORFAUSAM y la Asociación Nacional de Usuarios de Servicios de Salud Mental - ANUSSAM.

Cabe señalar la importancia de la incorporación al equipo de un Profesor de Estado de Educación Física con amplia experiencia en el trabajo con organizaciones de base comunitaria, lo que permite potenciar la participación de las familias y dar inicio a la conformación de una organización de familiares.

Coherente con el paradigma crítico - construccionista y el enfoque psicosocial, se trabaja en esta fase en base al modelo de educación popular, dando cabida a los distintos saberes, las diferencias culturales e historias de vida de las personas, fomentando el diálogo y la problematización continua. Esto permitió una mayor participación de los socios, una directiva fortalecida y con liderazgo. Además, el vínculo generado con otras redes facilitó la representatividad en instancias sociales y potenció el aprender a hacer en el hacer; es decir, los usuarios se involucraron en roles sociales cotidianos, participaron y ejercieron derechos civiles, dando énfasis al fortalecimiento colectivo e individual; aspectos fundamentales para construir nuevos significados y generar una transformación social.

Tercera Fase: "Inclusión Social"

Dando continuidad al proceso, en el año 2008 se plantea como lineamiento de intervención el trabajo con los familiares o personas significativas para los usuarios. En el marco del Plan Nacional de Salud Mental y Psiquiatría, un elemento importante dentro de la red de salud, son las agrupaciones de familiares. Además, se plantea como eje de acción la participación de grupos de base social. Si bien a lo largo del proceso se ha tenido presente el trabajo con las familias, las intervenciones no han tenido los resultados esperados en relación a conformar un grupo organizado que se involucre en el proceso de rehabilitación y además genere una red de soporte social.

Desde la experiencia del equipo COSAM, se entiende que el trabajo con las familias debe ser sistemático, cercano, respetando las propias creencias, dinámicas, ritmos; también se considera como estrategia necesaria, para el primer acercamiento a la etapa de conformación de grupo, el vínculo comprometido y el *acompañamiento terapéutico*[11]; ambos, elementos facilitadores para que las personas se reconozcan como agentes protagónicos en el proceso de cambio social (eliminación de estigmas, generación de oportunidades, promoción de derechos).

Es así que al inicio del 2008 como estrategia de convocatoria a reuniones se realizan llamados telefónicos, visitas domiciliarias, acompañamientos terapéuticos y entrega de invitaciones diseñadas por el equipo. En estas reuniones se realiza un diagnóstico participativo con el fin de indagar las necesidades del grupo y planificar sesiones en conjunto, en las cuales se abordan distintas temáticas en función de las necesidades manifestadas.

Como primeros avances visualizados en la intervención con los familiares, se puede mencionar una mayor adherencia, compromiso y confianza con el grupo. Paralelamente, el trabajo con la Agrupación de Usuarios "Se Hace camino al Andar" transita hacia dar inicio a estrategias de gestión con redes comunitarias y mantener activos los roles asumidos (socios y directivos). La estrategia continúa siendo el acompañamiento terapéutico que es realizado por los distintos profesionales.

---

[11] Técnica terapéutica que se utiliza como apoyo emocional, afectivo y funcional para personas con trastornos psiquiátricos, en un marco de prevención, tratamiento y rehabilitación. Se trabaja en un nivel vivencial, no interpretativo con el fin de favorecer la comunicación con el medio social, funcionando como herramienta facilitadora para que la persona se involucre en actividades recreativas, laborales y/o sociales. Además, ofrece un espacio de diálogo donde la problemática a resolver pueda encausarse a través de la palabra y la acción.

En este proceso el rol protagónico que fueron adquiriendo los usuarios, en lo individual y lo colectivo, les permitió participar e iniciar un camino de consolidación a nivel comunal, intercomunal y nacional, destacando su representatividad como Agrupación de Usuarios "Se Hace Camino al Andar" en las diversas instancias. Así, sostuvieron audiencias con el alcalde y algunos concejales, asistieron a actividades extra programáticas organizadas por el COSAM ("Fonda Saludable Familiar"[12], "Jornada de Salud Mental", "Feria Navideña", entre otros), a Charlas sobre la Convención Internacional sobre los Derechos de las Personas con Discapacidad y a la "Feria de la Diversidad". Al mismo tiempo, comenzaron a participar en reuniones de la Agrupación Nacional de Usuarios de Servicios de Salud Mental (ANUSSAM), con sede en el Hospital Barros Luco Trudeau (Hospital Base del área Sur de Santiago), donde el Presidente de la Agrupación "Se hace Camino al Andar" asume el cargo de Secretario y logran ser partícipes de la discusión respecto a nuevos proyectos de ley; teniendo así, la oportunidad de expresar opiniones basadas en sus experiencias de vida.

Además, participan en las reuniones de la Coordinadora Nacional de Familiares y Usuarios de Salud Mental (CORFAUSAM), lo que les permite generar vínculos con otras redes del área de salud, organizaciones no gubernamentales ONGs y organizaciones sociales ("Cultiva", "Rostros Nuevos", "Hogar de Cristo", COSAM de otras comunas, Agrupaciones de Usuarios de otras comunas, Agrupación de Familiares de pacientes Psiquiátricos (AFAPS)).

En el transcurso de este proceso, a mediados del 2008 ocurre un hito que repercute y gatilla la reflexión de todos los involucrados en esta experiencia. La "Casa Comunitaria" es reiteradamente asaltada, lo que se traduce en la pérdida de materiales de trabajo, equipamiento, interrupción del trabajo y debilitamiento de la participación de los usuarios y familiares. Aun cuando se encuentra un espacio en el COSAM para dar continuidad a las actividades del programa desarrolladas en la Casa, las personas no perciben este espacio como un lugar significativo ni de pertenencia. En consecuencia, el equipo se replantea el trabajo y comienza una etapa de reflexión respecto a cómo se ha estado interviniendo, con quién, qué se dejó de hacer que facilitó que entraran a robar una Casa Comunitaria, cómo se configura esta Casa Comunitaria para la comunidad, entre otras. Así, se comprende que el trabajo estuvo focalizado con los usuarios y las familias como únicos sujetos de intervención en un territorio comunitario, pero ¿el trabajar en la comunidad, es necesariamente un trabajo comunitario? ¿Existe otro sujeto de intervención?

---

[12] Celebración tradicional chilena en conmemoración del día de la independencia, 18 de septiembre.

Estos cuestionamientos, sin duda, son los que dan pie al trabajo que se realiza durante el 2009. Sin embargo, en ese momento el equipo y los usuarios dirigieron los esfuerzos a la búsqueda de un nuevo espacio físico y su financiamiento, entendiendo que el espacio del COSAM sólo permitía centrar la labor en la condición de salud de las personas, y no era suficiente para establecer una relación que abordase los aspectos sociales determinantes de su condición de vida actual. De igual manera, el contar con una "Casa Comunitaria" favorece resignificar las formas de relacionarse y la propia construcción de sujeto en tanto persona de derecho, a partir del generar un vínculo comprometido.

En marzo del 2009, tras distintas gestiones realizas por los usuarios de la Agrupación "Se Hace Camino al Andar" y el equipo del COSAM, se consigue financiamiento municipal para el arriendo de una nueva casa. Esto, tiene una implicancia fundamental, la Agrupación ya es conocida a nivel local y las autoridades municipales están más sensibilizadas con las problemáticas de salud mental, por lo tanto dispuestas a apoyar esta realidad.

En abril del mismo año ya se cuenta con una casa, por lo que se organizan usuarios, familias y COSAM para la inauguración de una nueva "Casa Comunitaria". Es en este momento que el equipo retoma los cuestionamientos iniciados a partir del robo de la primera casa, y entiende la necesidad de realizar un trabajo con la comunidad organizada y no organizada desde este espacio físico, generando un intercambio y resignificación con personas claves del sector con el fin de construir lazos y soporte social local activo y eficaz.

La implicancia de esta reflexión, produce ampliar la praxis a un sujeto de intervención colectivo, es decir, la comunidad y comprender el trabajo comunitario como una práctica sociocultural, donde se busca que los miembros de una comunidad incorporen elementos para interpretar su realidad y entorno; descubran sus potencialidades y capacidades; se cuestionen las prácticas normalizadoras y de control. Así mismo se aborda el *sentido de comunidad* como lineamiento de trabajo; es decir, la conciencia de pertenencia por parte de los mismos miembros como eje esencial para establecer sus necesidades sentidas y la organización en la solución de sus problemas particulares, de modo de generar transformaciones que inciden en su contexto. Así se trabaja con redes locales primarias (territorio circundante a Casa Comunitaria) y secundarias (territorio comunal e intercomunal) para que comprendan la importancia de generar oportunidades de igualdad para las distintas personas que conforman la sociedad. De esta manera se estaría promoviendo el ejercicio pleno de los derechos humanos, la ciudadanía y la inclusión social.

Considerando lo anterior, los objetivos en esta fase apuntan a que la comunidad logre sensibilizarse frente a la diversidad de personas en relación a lo físico, psíquico, cultural, espiritual y económico; y generar lazos, identidad, cohesión, soporte y sentido de comunidad.

Respecto al método utilizado en esta fase, el equipo se guía por la Investigación Acción Participación (IAP), propia de la Psicología Social Comunitaria (sobre todo en América Latina) y que hace énfasis en que las personas afectadas por los problemas sociales deben ser parte de la solución de estos problemas. Por lo tanto, el diseño, ejecución y evaluación de los programas y acciones se hace a partir del diálogo entre quienes intervienen y los miembros de la comunidad. Lo esencial y sustantivo de la IAP con relación a otros métodos de intervención, es la participación, no hay separación entre investigación y acción ya que los seres humanos son los constructores de la realidad en la que viven. En la IAP el compromiso prioritario debe ser con las personas y su realidad social concreta donde el conocimiento científico y el popular se articulan para llevar a cabo una acción transformadora. La relación tradicional de sujeto - objeto entre investigador - educador y los grupos populares se convierte en una relación sujeto – sujeto, centrada en fomentar el control y el poder de los grupos con los que se trabaja.

Es en esta fase cuando el equipo reafirma la implicancia del acompañamiento terapéutico, se mantiene la planificación participativa con los usuarios de acciones a realizar, cohesión y trabajo conjunto con organizaciones de autoayuda y de familiares, y diagnóstico participativo con las personas y organizaciones que rodean a la Agrupación "Se Hace Camino al Andar".

La Agrupación de usuarios ya fortalecida y con mayor autonomía refuerza la realización de actividades acordes a distintas áreas de desempeño. Respecto a participación social, potencia gestiones con el municipio, mantiene reuniones con organizaciones intercomunales y reuniones internas semanales; en área recreativa, como grupo social realizan paseos y celebraciones; en área productiva, algunos de sus miembros prestan servicios de jardinería, otros trabajan en puesto de feria libre, otros fabrican y venden pan amasado, otros se desempeñan en trabajos formales. Además, como agrupación realizan actividades difundidas, reconocidas y apoyadas por la comunidad local, como bazar mensual y venta de pescado frito.

Por otra parte, en abril del 2009 la Agrupación de familiares se consolida como organización social "Luz y Esperanza" adquiriendo su personalidad jurídica. Esto facilita que la Agrupación de usuarios se organice junto a la de familiares y la Agrupación de Autoayuda "Renacer", creando así el Comité Generador de Recursos (CGR). Las tres organizaciones se coordinan para generar acciones que permitan reunir dinero para la compra de un horno industrial para la Agrupación "Se Hace Camino al Andar", pues esto sería una oportunidad de capacitación, ingresos y/o trabajo. En septiembre del 2009, tras diversas acciones como rifas y venta de pescado frito, se logra la adquisición del horno industrial.

Otro foco importante de intervención que se desarrolla durante esta fase, es el trabajo con redes comunitarias. Lo que se busca es que la comunidad local se sensibilice frente a las personas con problemas de salud mental con el fin de disminuir el estigma social, permitir una interacción y encuentro cotidiano amigable y de apoyo en el espacio común, y prevenir situaciones de exclusión social, que están referidas a un quiebre entre los lazos que unen al sujeto con la sociedad, aquellos que lo hacen pertenecer al sistema social y tener identidad en relación a éste. La exclusión social adquiere una perspectiva relacional; los que están afuera no sufren el problema de un atributo, sino el de una posición asimétrica y desvinculada en una determinada relación con los que están dentro. Por lo tanto, el cambio que se requiere es un cambio en la relación, a fin de prevenir las situaciones de exclusión social. Para esto, la estrategia utilizada apuntó a iniciar un acercamiento de los vecinos y organizaciones sociales a las Casa Comunitaria; así visualizan a los usuarios desempeñando roles sociales y productivos de manera eficaz, conocieron el trabajo desarrollado en este espacio, se comenzaron a involucrar, concretándose una reunión mensual entre la Agrupación "Se Hace Camino al Andar", el Centro de Madres, la Junta de Vecinos, el Club del Adulto Mayor y la Iglesia Evangélica, quedando pendiente la incorporación de otras redes del sector.

Reflexionando en esta fase, se puede mencionar que fue fundamental la intervención con la Comunidad, ya que la interacción con los usuarios permitió que por un lado, ellos se configuraran como ciudadanos activos dentro de su comunidad, y por otro, que los vecinos resignifican a las personas con una enfermedad psiquiátrica, no como enfermos, sino que como ciudadanos. Los lazos construidos favorecieron el fortalecimiento colectivo que a su vez ha permitido un desarrollo individual, que se traduce en un mayor intercambio social, aumento del sentido de eficacia, mayor autonomía y habilidades socio-laborales acordes a intereses y expectativas sociales.

Reflexión Final

Mediante la sistematización de la experiencia, el equipo logra visualizar los aspectos involucrados en el desarrollo del trabajo comunitario, identificando de esta manera, los factores que favorecieron y los que obstaculizaron los avances deseados. Así mismo se plantean nuevos desafíos que el equipo técnico asume con compromiso y flexibilidad, haciendo participe a otros actores en el proceso de prevención de situaciones de exclusión social.

A pesar de la existencia de factores obstaculizadores, éstos no entorpecieron la continuidad del trabajo iniciado; por el contrario, fueron generadores de nuevas estrategias y aprendizajes que permitieron avanzar y reorientar el foco hacia factores psicosociales que impactan en la cotidianidad de los sujetos, y ampliar el trabajo con la comunidad. Entre estos, a lo largo de las distintas fases, se pueden mencionar: la rehabilitación segmentada en dispositivos sanitarios con distintos enfoques de intervención lo que dificulta que los profesionales operativizaran el modelo de acción, ya que al salir a la comunidad, implícitamente aparecía el riesgo de perder el sitial de poder ante los usuarios; también, el robo de la primera Casa Comunitaria que implicó que las acciones del programa se debilitaran y perdieran continuidad; y por último, el considerar al sujeto de intervención segregado, es decir centrado en la Agrupación y con escasas acciones vinculadas con la comunidad.

Por otra parte los factores que facilitaron la experiencia, y por lo tanto importantes de replicar en intervenciones futuras, son: difusión del Programa de Rehabilitación Psicosocial Comunitaria del COSAM a nivel municipal y en el Servicio de Salud Metropolitano del área Sur que permitió la validación de la experiencia y por lo tanto el apoyo económico y material (arriendo de casa comunitaria y equipamiento); enfoque de trabajo validado en el equipo COSAM permitiendo capacitaciones respecto a la perspectiva psicosocial; evaluaciones de proceso y reflexión continua del equipo frente al quehacer cotidiano logrando adecuar las acciones respecto a las necesidades sentidas de la comunidad; y evaluación y planificación participativa considerando a actores comunitarios, donde el equipo siempre valoró el protagonismo del sujeto de intervención, la escucha activa y la validación del saber no científico en la construcción del trabajo.

Se considera que un aspecto fundamental para la praxis comunitaria, y que fortalece en esta experiencia el proceso y los resultados positivos obtenidos, es la generación de espacios de reflexión a partir de la propia práctica cuestionando desde dónde (paradigma imperante) se ha de entender la Salud Mental y en consecuencia los conceptos "psicosocial" y "comunitario". Se cree que tensionando y eventualmente consensuando miradas, las acciones a realizar con la comunidad generarán mayor impacto para que ésta se fortalezca, se forjen lazos sociales, se reconstruya el sentido de identidad, se generen oportunidades ocupacionales que brinden soporte social, y se minimice el riesgo de exclusión social.

De esta manera lo psicosocial puede ser entendido desde distintos paradigmas y el equipo entiende que el trabajo comunitario de prevención de situaciones de exclusión social, llama a situarse desde un paradigma crítico-construccionista donde sí importa el lenguaje, los símbolos, los significados, se reconoce la posición en la estructura de poder y cómo este poder - en tanto acceso, influencia y conocimiento de su entorno - se puede trasformar en una herramienta para que el sujeto adquiera un mayor control y que en definitiva favorezca un cambio social a favor de la inclusión.

Bibliografía

1. Plan de Desarrollo Comunal de El Bosque 2008. [Consultado el 19 de octubre de 2009]. Disponible en: **http://www.imelbosque.cl**

2. Leiva A. El tema de la participación de la Psicología Comunitaria en las políticas del Nuevo Trato. *Polis* [Online], 5 | 2003. [Consultado el 26 octubre de 2009] Disponible en: **http://polis.revues.org/6996**

2. Intervención de Terapia Ocupacional en Personas en Situación de Calle.

TO Valentina Pérez Peréz

Coordinadora de la Línea de Personas en Situación de Calle Corporación Moviliza, Santiago, Chile

Introducción

La presente experiencia surge del trabajo que se realiza en Corporación Moviliza, bajo el marco de la Línea Sociolaboral del Programa Calle de Chile Solidario proveniente del Ministerio de Planificación.

Corporación Moviliza trabaja con personas que se encuentran en situación de calle (en adelante, PSC), entregando apoyo psicosocial que promueva la inclusión social, mejorando así la calidad de vida de los usuarios intervenidos de forma integral. Una de las líneas de intervención del Programa Calle es la Línea Sociolaboral, que tiene como propósito aumentar las posibilidades que tienen los usuarios de acceder a puestos de trabajo y/o iniciar actividades asociadas al microemprendimiento.

La intervención que se realiza desde terapia ocupacional en este servicio está orientada a la realización de ciclos de talleres de formación, los cuales son: Taller Sociolaboral – Taller de Formación de Promotores de Salud, Taller de Formación de Promotores de Cultura y el Servicio de Consejería y Asistencia Técnica. En el desarrollo de estos talleres se fortalecen las principales competencias sociolaborales, se trabajan aspectos volicionales y habituacionales y se incentiva y orienta el emprendimiento.

Este servicio sociolaboral tuvo un período de convocatoria, en donde se creó material de difusión, el cual fue entregado a los usuarios en el contexto real y cotidiano en donde se desenvuelven, como hospederías, comedores sociales, casas de acogidas, y lugares en donde se les entrega asistencia. Fue necesario realizar múltiples visitas a terreno para invitar a los usuarios a participar de este servicio sociolaboral, y así también en la actualidad se realizan algunos de estos talleres en otras instituciones que también acogen a PSC, de modo de generar un trabajo en la comunidad que permita intervenir a un mayor número de personas.

El trabajo que se realiza desde terapia ocupacional en PSC es una intervención emergente dentro de la disciplina, pero que va adquiriendo un rol muy importante dentro de los equipos de trabajo, ya que el terapeuta ocupacional posee competencias que le permite crear e implementar intervenciones acordes al contexto y a la cultura en que se desarrollan estas personas, trabajando en base a sus motivaciones y al desarrollo de su historia ocupacional

Antecedentes y Propuesta Teórica

La intervención de terapia ocupacional que se realiza en Corporación Moviliza nace enmarcada dentro de un proyecto de servicios complementarios del Programa Calle del Sistema de Protección Social – Chile Solidario.

El Programa Calle consiste en proveer un servicio de apoyo psicosocial que busca incorporar a personas que viven en situación de calle al sistema de protección social, mediante un acompañamiento personalizado y continuo por el tiempo que dure su permanencia en el programa. En este período se busca diagnosticar la situación de cada usuario, mediante el levantamiento de un perfil que dé cuenta de antecedentes, características y condiciones, que sirven para construir un plan de apoyo diferencial.

Los ejecutores del programa reciben recursos para fortalecer su acción regular con estos usuarios, privilegiando el trabajo directo de profesionales en terreno, conociendo necesidades principales de asistencia y gestionando servicios complementarios con la red local. El objetivo es apoyar diferencialmente a cada persona por medio de una derivación asistida, o bien a través de la asesoría directa en el trabajo psicosocial[13]

El programa Calle Chile Solidario nace de una experiencia realizada el año 2007 en algunas regiones de Chile a través de proyecto de apoyo psicosocial para personas en situación de calle. Este programa cuenta con una serie de condiciones mínimas de calidad de vida, cuyo cumplimiento se debe garantizar a todas las personas que se encuentren insertas en este programa. Las condiciones mínimas no sólo están referidas a recursos básicos materiales con los que una persona debe contar para poder acceder a una calidad de vida digna, sino que también está referida a los procesos que una persona debe vivenciar para que pueda adquirir habilidades y competencias para poder aprovechar estos recursos y/o poder gestionarlos por ellos mismos.

---

[13] Ministerio de Planificación, MIDEPLAN. Fundamentos para la Operación de un Sistema Intersectorial de Protección Social. Documento 2009: 69.

Las condiciones mínimas que se trabajan en este programa son:

- Identificación
- Salud
- Educación
- Dinámica Familiar
- Habitabilidad
- Trabajo
- Ingresos

Al implementar el programa surgió la necesidad de buscar una estrategia que permitiera reforzar en términos educativos y prácticos las condiciones mínimas, debido a que existen grandes temáticas a trabajar que no son factibles de abordar por completo en una intervención individual, sino que deben ser trabajadas a nivel grupal, permitiendo la adquisición de conocimiento, el desarrollo de habilidades y la capacitación.

Por otro lado una temática a abordar muy importante también es el emprendimiento, que si bien no es una dimensión del programa, si es una de las líneas de trabajo y estrategias de Corporación Moviliza para promover la autonomía de las personas en situación de calle y la generación de un capital que les permita obtener ingresos.

Al planificar este proyecto el equipo de trabajo evaluó un déficit en lo que respecta al ámbito ocupacional, dado que en proyectos anteriores habían abordado el tema pero desde una perspectiva muy general y por esta razón tomaron la decisión de integrar un Terapeuta Ocupacional a su equipo de trabajo, de modo de responder a la problemática a la que se veían enfrentados. Así fue posible visualizar desde una perspectiva ocupacional este proyecto que pudo ser modificado y reorientado en su ejecución.

De este modo nos introducimos en el ámbito social y comunitario de Terapia Ocupacional en donde los términos de normalidad y funcionalidad no son los más prácticos y acertados para intervenir en personas que se encuentran en situación de calle, entonces surge la interrogante ¿Cuál es el objetivo de la terapia ocupacional en el ámbito social? Para responder a este interrogante debemos analizar a la población con la que se trabaja en esta área específicamente y los conceptos que se deben abordar como lo es la marginalidad y exclusión principalmente.

En Latinoamérica en términos generales la exclusión se entiende como la falta de integración, lo cual se reduce al éxito o fracaso de la adaptación de una persona a una estructura social determinada[14] personas en situación de calle y la generación de un capital que les permita obtener ingresos. Por esta razón fue necesario idear un proyecto que pudiera dar respuesta a estas dos necesidades detectadas, de modo de crear un servicio que favoreciera el apoyo psicosocial de los ejecutores del programa calle y que además promoviera en los usuarios el emprendimiento en diversas áreas de su vida.

El Proyecto de la línea complementaria del Programa Calle fue llamado Servicios de Formación Sociolaboral: Inserción Laboral y Desarrollo de Microemprendimiento, se basa en la experiencia de trabajo que ha tenido la corporación en términos de empleabilidad en el año 2008 principalmente, en donde se realizó por primera vez una Escuela se Inserción Laboral en donde se abordaron diversas temáticas orientadas a las habilidades sociales, gestión de recursos y emprendimiento.

Los Servicios de Formación Sociolaboral contenidos en este proyecto con cuatro: Taller Sociolaboral- Taller de Formación de Promotores de Salud- Taller de Formación de Promotores de Cultura y Servicio de Consejería y Asistencia Técnica.

El Taller Sociolaboral tiene como finalidad entregar herramientas de formación sociolaboral que permitan a los usuarios aumentar las posibilidades de ingresar a puestos de trabajo y/o idear proyectos que los orienten hacia el microemprendimiento. Además, los Talleres de Formación de Promotores de Salud y de Cultura tienen como finalidad que los usuarios se formen en materias de salud y cultura para que puedan ser promotores de dicha información con sus pares y a la vez ir desarrollando habilidades que les permitan generar un proyecto de emprendimiento grupal e individual. El servicio de consejería y asistencia técnica es un servicio transversal a todos los talleres en donde los usuarios son atendidos por un profesional que los orienta en las inquietudes y dudas que tengan respecto a la implementación de proyectos de emprendimiento, inserción laboral, aspectos legales del trabajo y habitabilidad.

---

[14] *Kronenberg F.*, Simó S., *Pollard N.* Terapia Ocupacional sin Fronteras. Editorial Panamericana 2007; .87.

En forma contraria a la exclusión podemos hablar de igualdad y ciudadanía, en donde los objetivos fundamentales desde Terapia Ocupacional serían reintegrar a esta población en la sociedad, adaptarlas y promover su inclusión. En este sentido, desde la perspectiva ocupacional en los talleres a realizar se promoverá la inclusión social de las personas que se encuentran en situación de calle, pero considerándolos a ellos como los principales actores sociales, de modo que logren empoderarse de un rol que les permita hacer historia con sus propias manos[15].

Al referirnos a los usuarios como los principales actores sociales de este proyecto, que pretende formar a promotores que puedan difundir sus conocimientos entre sus pares y en el medio en que se encuentran, podemos introducirnos en el término "Rehabilitación Basada en la Comunidad (RBC)", entendida como: "Una estrategia de desarrollo comunitario para la rehabilitación, la igualdad de oportunidades y la integración social de todas las personas con discapacidades. La RBC se aplica gracias al esfuerzo conjunto de las propias personas con discapacidad, de sus familias, organizaciones y comunidades, y de los pertinentes servicios gubernamentales y no gubernamentales en salud, educación, trabajo, social, y otros"[16].

Si bien la RBC está enfocada principalmente en el ámbito de la salud y en discapacidad, es una estrategia de desarrollo comunitario y por lo tanto es posible rescatar sus orientaciones para que puedan ser aplicadas en otro tipo de intervenciones comunitarias, como lo es en este caso la ejecución de este Servicio Sociolaboral que imparte sus talleres en la comunidad, abarcando y convocando a personas que poseen ciertas características que les permite integrarse e integrar a otros en oportunidades que les permitan emprender el camino hacia la inclusión.

En esta sistematización se presentará en profundidad la intervención de terapia ocupacional realizada sólo en uno de los servicios de la Línea Sociolaboral "El Taller de Formación de Promotores de Salud", el cual ya se ejecutó por completo y por lo tanto se pueden obtener reflexiones y conclusiones fundamentadas en base a la experiencia.

---

[15] *Kronenberg F.*, Simó S., *Pollard N.* Terapia Ocupacional sin Fronteras. Editorial Panamericana 2007;.91.

[16] Introducción a la Rehabilitación Basada en la Comunidad (RBC). Disponible en: **http://www.globalsteps.org**

La Comunidad Intervenida

Las personas intervenidas en esta experiencia son personas que se encuentran en situación de calle, los cuales manifiestan algunos rasgos comunes que emergen de la socialización de calle, como la percepción de rechazo que la sociedad tiene frente a sus modos de vida, debido a que la forma en que habitan los espacios públicos genera interiorización y discriminación. Las personas que se encuentran en este estado de vulneración manifiestan una gran desvinculación social y afectiva, pues de una u otra manera han perdido los vínculos significativos y sus roles se vuelven disfuncionales.

La información que se maneja a nivel mundial de la población en situación de calle es muy precaria, en Chile desde el año 2003 el gobierno se comprometió con estas personas para que pudieran acceder a los beneficios sociales del Estado, con el objetivo de ir construyendo políticas públicas que fomentaran la igualdad de derechos en todos los rangos sociales. A partir de esta iniciativa nació la inquietud de poder cuantificar de forma cuantitativa y cualitativa al grupo de personas que se encontraban viviendo en este estado de extrema pobreza, es así como en el año 2005 se realizó el Primer Catastro Nacional de Personas en Situación de Calle, llevado a cabo por el Ministerio de Planificación, donde se informó que habían 7.254 personas que se encontraban en situación de calle distribuidos en 80 comunas.

Como sociedad podemos identificar las funciones y significados de los distintos espacios que habitamos, lo que resulta apropiado en cada lugar: ciertos comportamientos, ciertos usos, ciertas disposiciones, así como todo aquello que está 'fuera de lugar'. Pero al encontrarse en la calle, las personas que se encuentran en esta situación de máxima vulnerabilidad transgreden tales convenciones. Por lo tanto, sus estrategias de sobrevivencia tienen que procurar satisfacer sus necesidades mientras sortean los conflictos que su situación produce en el espacio social que habitan. Es por esta razón que las personas en situación de calle buscan vivir el día a día, conseguir alimento y un lugar donde dormir, son preocupaciones que muchos de ellos tienen a diario, lo cual es un impedimento para poder proyectar su vida en otras áreas[17].

---

[17] Ministerio de Planificación, MIDEPLAN. Catastro Nacional de Personas en Situación de Calle. Documento 2005; 52.

La situación de los usuarios que participaron del Taller de Formación de Promotores de Salud antes de ser intervenidos, converge en los siguientes puntos:

- Todos los participantes se encuentran en situación de calle e inscritos en el Programa Calle de Chile Solidario.
- Ninguno de ellos contaba con un trabajo formal ni informal.
- Algunos de los usuarios nunca habían participado de un espacio de participación como este.
- La mayoría de los usuarios sabía leer y escribir.
- Ninguno de los usuarios había completado la educación formal, muchos de ellos tenían muy pocos años de estudio.
- La mayoría de los usuarios presenta un leve deterioro a nivel intelectual, debido a la situación de privación a la que se encontraron expuestos por muchos años o bien por las consecuencias del consumo prolongados de drogas y alcohol.
- Todos los usuarios tenían sus lazos familiares quebrantados.
- Algunos de ellos se encontraban arrendando piezas y otros pernoctaban en lugares de calle en donde se agrupan para pasar la noche.
- Los usuarios inscritos en el taller pertenecían a través del Programa Calle a dos entidades ejecutoras del programa: ONG Moviliza y Fundación Gente de la Calle.

En el Taller de Formación de Promotores de Salud se inscribieron 12 personas, por lo general sus edades fluctuaron entre los 26 y 40 años y todos manifestaban interés por educarse en materias de salud y poder llevar a cabo algún proyecto personal que por falta de recursos no habían podido realizar.

Los usuarios, debido a la situación en la que se encuentran, tenían mucho conflicto respecto a la funcionalidad de los roles que había adquirido a lo largo de sus vida. Muchos de ellos eran padres y se encontraban alejados de sus hijos y también en algún momento cumplieron el rol de trabajador, el cual también se encontraba totalmente inactivo. Es por esta razón que buscaban un espacio en el que pudieran adquirir un rol, que les permitiera demostrarse que podía cumplir con las actividades que este les solicitaba.

Estas son principalmente las características comunes que manifestaban los usuarios antes de ser parte de la intervención realizada.

Metodología de Abordaje

El Taller de Formación de Promotores de Salud, está orientado a combinar formación en prevención y promoción de salud y habilidades de microemprendimiento. Los participantes se formaron en salud y luego debieron desarrollar un plan de promoción en el que de forma práctica entrenaban habilidades para el microemprendimiento. Por su participación en el taller se les otorgó un bono para iniciar un proyecto propio y se les brinda una asesoría técnica y acompañamiento más allá de la duración práctica del taller.

Objetivo General:

- Desarrollar habilidades de emprendimiento en personas que se encuentran en situación de calle a través de la formación de promotores en salud.

Objetivos Específicos:

- Entregar herramientas educativas que permitan a los usuarios adquirir información respecto a cómo hacer prevención frente a algunas enfermedades.
- Formar a los usuarios como promotores de salud en la comunidad, de modo que adquieran y se empoderen de este nuevo rol en sus vidas.
- Incorporar este taller en la rutina de los usuarios, de modo que puedan reestructurarla en función de un espacio de participación constante.
- Que los usuarios logren vincular sus intereses y aspiraciones con expectativas reales de trabajo acordes a su capacidad de desempeño.
- Fortalecer competencias sociolaborales que permitan a los usuarios reestructurar el rol de trabajador que se encuentra inactivo.

El Taller de Formación de Promotores de Salud tuvo una duración de dos meses, Corporación Moviliza lo ejecutó en las dependencias de Fundación Gente de la Calle, debido a que muchos de los usuarios interesados en participar pertenecía a esta institución, por lo cual se trasladó el servicio hacia otro lugar físico pero continuó siendo abierto a todo persona que quisiera integrarse independiente del lugar donde estuviera inscrito en el Programa Calle – Chile Solidario.

El taller se llevó a cabo en diversas etapas, las cuales se mencionarán a continuación:

- Etapa de convocatoria: En esta primera fase se realizó la difusión del servicio para realizar las inscripciones. Se utilizó material informativo como trípticos y afiches en donde se invitaba a participar en este taller. La difusión se realizó principalmente en los lugares más concurridos por las personas que se encuentran en situación de calle, como lo son hospederías y comedores comunitarios, los cuales se encuentran ubicados principalmente en Iglesias. Se visitó estos lugares en los momentos de desayuno y almuerzos, debido a que en estos horarios son claves para poder convocar a estas personas y se realizó una ruta que permitiera abarcar un mayor número de usuarios, así como también se realizó la invitación a través de los encargados del Programa Calle de cada entidad ejecutora.

- Etapa de Formación en Salud y Promoción: En este período del taller está destinado a hacer educación en los que respecta a tres tipos de enfermedades: Enfermedades de la Piel, Enfermedades de Transmisión Sexual y Enfermedades Respiratorias. Se escogieron estas enfermedades dado que son las más comunes que se presentan en esta población, ya sea por medidas higiénicas, por habitar en lugares de hacinamiento o por estar más expuestos a situaciones de riesgo debido al recurrente consumo de sustancias. En esta etapa también se realiza formación en lo que es un Promotor de Salud, se realizan ejercicios para estimular el desarrollo y fortalecimiento de habilidades que les permitan interactuar con otros, de modo de poder transmitir la información y orientar a sus compañeros en caso de que fuera necesario. También enmarcado dentro de esta etapa de formación, se realizó una visita con los usuarios a la Posta Central, en donde se les realizó una charla de Atención Primaria en Salud.

- Etapa de Emprendimiento: Luego de la fase de formación en Salud y Promoción, continúa la etapa de emprendimiento, en donde los usuarios participan de algunas sesiones en las que se trabaja en base a sus historias de vida, se exploran sus intereses y sus principales motivaciones para poder construir un proyecto de emprendimiento que les permita fortalecer áreas de su vida, principalmente lo que es trabajo y habitabilidad. En esta etapa también se va desarrollando un proyecto de forma grupal que consiste en implementar una Feria de Salud en un lugar concurrido por personas que se encuentren en situación de calle, de modo de poder promover la salud y entregarles material informativo. Al finalizar esta etapa, los usuarios debían tener su proyecto personal escogido y la planificación de la feria lista para implementarla.

- Etapa de Implementación y Seguimiento: En esta fase los usuarios realizaron las cotizaciones correspondientes de sus proyectos de emprendimientos, los cuales consistían en realizar negocios en relación a capacitaciones realizadas o ventas y también se encontraron proyectos en relación a la habitabilidad, ya sea tomar el compromiso de arrendar una pieza o abrir una libreta de ahorro para la vivienda. Estos proyectos fueron evaluados por el equipo de trabajo (terapeuta ocupacional, psicóloga y trabajadora social) en conjunto con los usuarios y una vez aceptados se les entrego un bono en dinero para poder implementar sus proyectos. Estos bonos fueron invertidos inmediatamente en sus proyectos personales, en donde el usuario realizó las gestiones correspondientes acompañados por uno de los profesionales a cargo. En esta fase también se llevó a cabo la Feria de Salud en una plaza de la Comuna de Santiago, resultando muy exitosa. Esta etapa culmina con un seguimiento a cada usuario, en donde se acuerdan reuniones con cada uno de ellos para evaluar los logros y dificultades que ha tenido con su proyecto persona, de modo de entregarle apoyo y orientaciones.

Las estrategias de intervención y técnicas utilizadas en las etapas del taller son las siguientes:

- Exposición de información mediante material audiovisual, enfocándose principalmente en lo que es imágenes y videos, debido a que la mayoría de los usuarios presenta un leve deterioro intelectual.
- Realización de dinámicas de grupo y juegos en donde los usuarios pudieran poner en práctica los conocimientos adquiridos.
- Durante las sesiones se les otorgaban a los usuarios la realización de ciertas actividades, de modo de que pudieran experimentar y cumplir con un rol establecido para el eficiente funcionamiento de la sesión.
- Realización de exposición de temas investigados por ellos. Los usuarios realizaban exposiciones todas las sesiones, en donde debían presentar un tema apoyados de material visual e informativo. De este modo de reforzaban habilidades de comunicación e interacción y características propias de un promotor de salud.
- Desarrollo de actividades con propósito, que les permitieran visualizar sus proyecciones personales.
- Adjudicación de tareas a cada uno de los usuarios en lo que respecta a la organización de la Feria de Salud, de modo de hacerlos partícipes de cada instancia de planificación del proyecto grupal.
- Realización de eventos sociales, en donde los usuarios pudieron poner en práctica las habilidades e información aprendida.

La principal estrategia utilizada en el desarrollo de este taller fue utilizar todas las técnicas posibles para empoderarlos de su rol de Promotores de Salud, a consecuencia de esto las personas pueden tomar decisiones y contemplar nuevos cursos de acción, que les permitirá formular nuevas reivindicaciones y así percibir nuevas oportunidades en su vida, que es lo que necesitan estas personas que se encuentran en exclusión social, saber utilizar y aprovechar las nueva oportunidades que se le presentan en la vida.

Análisis de Proceso y Resultado

El proceso en que se llevó a cabo este taller se extendió más allá de las fechas acordadas, donde se generó la necesidad de dedicar un mayor tiempo a realizar actividades prácticas en donde los usuarios pudieran reforzar lo aprendido y así poder retener más información.

En una primera instancia el Taller de Formación de Promotores de Salud se realizó en el centro comunitario de Corporación Moviliza, pero el nivel de asistencia de los usuarios era muy bajo, debido a algunos cambios realizados en la corporación en términos de orden y seguridad, por este motivo en medio del proyecto el equipo tuvo que replantearse la forma de ejecutar este taller que permitiera abarcar un mayor número de personas, de este modo se tomó la decisión de salir del centro comunitario y llevar este taller directamente a la comunidad que queríamos intervenir y de esta forma se llegó a la Fundación Gente de la Calle, en donde ejecutamos finalmente el Taller de Formación de Promotores de Salud por completo.

La Metodología que se utilizó en el taller fue activo-participativa y fue integrando nuevas estrategias en base a sugerencias de los mismos usuarios, esto se debe a que ellos interiorizaron este espacio de participación educativa de tal forma, que necesitaban algunas actividades ligadas al ámbito educacional que no estaban consideradas en la planificación inicial, como lo es tener la responsabilidad de cumplir con tareas o medir los conocimientos a través de pruebas escritas. Estas iniciativas de los usuarios fueron acogidas por el equipo de trabajo y se implementaron en el taller teniendo excelentes resultados.

Las principales etapas o momentos del proceso se pueden identificar en la ejecución de la Feria de Salud y en la aprobación de los proyectos personales de cada uno de los usuarios. La Feria de Salud se realizó en la Plaza Yungay en la comuna de Santiago, esta plaza cuenta con gran recurrencia de personas que se encuentran en un alto grado de vulnerabilidad y exclusión social. Los usuarios que finalmente participaron de éste feria fueron siete personas, los cuales ese día desplegaron todos sus conocimientos y habilidades para promover el cuidado de la salud y se reconocieron en su rol de Promotores de Salud. Otro de los momentos claves de este taller fue la reunión en que se aprobaron sus proyectos personales, durante esta instancia se pudo evaluar a modo personal la experiencia vivenciada como participantes del taller y el desarrollo de su proyecto personal, que está ligado a sus intereses y principales motivaciones.

Los resultados que se obtuvieron de este taller en relación a los objetivos planteados en un inicio son los siguientes:

- Los usuarios que participaron por completo de todas las etapas del taller lograron desarrollar habilidades para el emprendimiento, donde pudieron visualizar que el emprendimiento no sólo está ligado a grandes proyectos, sino que toda iniciativa que se propongan por muy sencilla que sea, les permite ir construyendo un camino que puede hacer cambiar la calidad de vida que llevan en estos momentos.

- Los usuarios adquirieron el rol de Promotores de Salud, lo cual quedo completamente demostrado en el desempeño que tuvieron en la Feria de Salud y en los relatos narrados por ellos de situaciones en que tuvieron que orientar a otras personas que se encuentran también en situación de calle para que tomaran la iniciativa de solicitar atención en algún centro de salud.

- Los usuarios incorporaron el taller en su rutina, y lograron tomar una responsabilidad que implicaba estructurar sus horarios para poder asistir de forma regular.

- Los usuarios lograron estructurar un proyecto de emprendimiento que fuera acordes con lo que ellos desean para su vida, de modo que pudieron enfocar sus proyectos en aquello que les permitía generar cambios y transformaciones en sus vidas.

Este taller tuvo un gran impacto en la mayoría de los usuarios, gran parte de ellos nunca antes había participado de un espacio con estas características, e incluso no pensaron en que se involucrarían tanto en dicho taller e incluso algunos manifiestan el interés por seguir con este grupo de Promotores de Salud de forma independiente.

Los cambios que generó este taller en los usuarios propician recursos para su autonomía, a través de la implementación de sus proyectos de forma efectiva pueden lograr fomentar una base sólida que les permitirá emprender nuevos proyectos y salir de la situación en la que se encuentran. Algunos de los proyectos personales de emprendimiento que se generaron en este taller son los siguientes:

Proyecto de Mosaico: El proyecto consiste en tener herramientas y materiales propios para fomentar la venta de productos de forma personal, este usuario aprendió la técnica de mosaico en un taller de capacitación y realizaba venta de productos a través del taller de mosaico, pero esto ocasionaba que sólo pudiera trabajar en los horarios establecidos por el taller. Por esta razón optó por invertir su bono de participación en comprar materiales y herramientas para trabajar de forma independiente en artículos decorados con mosaico.

Proyecto Tejido y Bordado: El proyecto consiste en invertir el bono de participación en materiales y herramientas para realizar prendas de tejido y bordado a pedido, debido a que el usuario realizó un curso de capacitación en esta área.

Proyecto Vivienda: Este proyecto lo ejecutaron varios usuarios, que consiste en invertir su bono de participación en el primer mes de arriendo de una pieza o bien en abrir una libreta de ahorros para la vivienda. Esta iniciativa permite que los usuarios que no tienen una residencia estable puedan tenerla y así poder trabajar en un empleo fijo.

La realización de este taller permitió que los usuarios pudieran acceder a otro proyecto de emprendimiento pero de una mayor envergadura. En la organización de este taller no estaba planificada la posibilidad de derivar a los usuarios que participaran a otros talleres o capacitaciones, pero en el transcurso del taller en Corporación Moviliza se comenzó a ejecutar un Proyecto de Apoyo al Microemprendimiento (PAME) para Personas en Situación de Calla proveniente de una alianza entre el Programa Calle de Chile Solidario y el FOSIS del Ministerio de Planificación. Este proyecto busca incentivar el microemprendimiento en personas que se encuentren en situación de calle mediante la capacitación en oficios y gestión microempresarial, otorgándoles al finalizar el proceso un maletín de trabajo que les permite comenzar con un negocio de forma independiente. Al finalizar el Taller de Formación de Promotores de Salud se nos presentó la oportunidad de poder derivar a los usuarios del taller a este proyecto PAME para que pudieran continuar con su proyecto de emprendimiento y consolidarlo aún más. Los usuarios mostraron gran motivación de poder darle continuidad al taller en otro curso de capacitación y en la actualidad la mayoría de ellos se encuentra capacitándose en un oficio o haciendo un curso de gestión de recursos para poder invertir un mayor capital en el proyecto de emprendimiento que iniciaron en el taller de Promotores de Salud.

Esperamos que los resultados obtenidos a la fecha perduren en el tiempo y generen un mayor número de posibilidades para estas personas. En la actualidad cada uno de ellos cuenta con un profesional que hace un acompañamiento y seguimiento de su proceso, de modo de poder reorientarlo y apoyarlo en este cambio que puede llevarlo a salir por completo del ambiente de vulneración en el que se encuentra inserto.

Obstáculos y Desafíos Asumidos

En el transcurso del proceso se manifestaron condiciones favorables y desfavorables para la correcta ejecución de este proyecto, las cuales serán abordadas a continuación:

Factores del contexto que dificultan el proceso

Una de las dificultades que se presentaron durante el proceso de ejecución de este taller, fue la baja asistencia al mismo en un principio, para lo cual se tomaron las medidas mencionadas anteriormente.

- El hecho de que los usuario sean personas que se encuentran de situación de calle y que muchos de ellos no tengan un lugar estable para dormir ni alimentarse, hace que no se comprometan totalmente con la participación en un taller, pues no saben en qué lugar se encontraran al día siguiente ni en qué condiciones, por esta razón esto fue un factor que dificultó el proceso de algunos participantes, los cuales no eran constantes en su asistencia y sus prioridades estaba en relación a desarrollar alguna actividad que le generar un ingreso para subsistir el día.

Factores del contexto que facilitaron el proceso

Una de las condiciones que facilitaron el proceso fue la disposición de Corporación Moviliza para sacar el servicio sociolaboral fuera del centro comunitario y por otro lado la acogida de la Fundación Gente de la Calle para facilitar el espacio que permitía desarrollar el taller sin ningún inconveniente.

- Los recursos monetarios disponibles para este proyecto fue un gran facilitador para la implementación del taller, lo cual permitió desarrollar material educativo para entregar a los usuarios, también permitió hacer algún *coffe-break* para hacer más amena la participación y por supuesto con estos recursos se pudo adjudicar el bono a cada uno de los usuarios de modo que pudieran implementar su proyecto de emprendimiento.

- La disposición de entidades públicas para apoyar este servicio sociolaboral también fue un gran aporte para cumplir con los objetivos propuestos, como lo es la Municipalidad de Santiago que otorgó el permiso para realizar la Feria de Salud y el CRIAPS, entidad que amablemente le realizó una completa charla a los usuarios sobre prevención de VIH-SIDA y entregó material para promover la prevención.

En condiciones similares es posible obtener los mismos resultados en este Taller de Formación de Promotores de Salud, debido a que los factores desfavorables fueron mínimos y si se buscan las soluciones a tiempo no interfieren en mayor medida en el desarrollo del proceso.

Cuando se trabaja con personas en situación de calle existen dos tipos de usuarios, aquellos que tienen un lugar fijo donde dormir por algún período de tiempo y aquellos que no lo tienen y deben pernoctar en la calle y es en este punto donde se puede encontrar la diferencia en lo que respecta a permanencia en un taller o una capacitación, sin obviar evidentemente otros factores externos e individuales que interfieren también en el proceso, los usuarios que no cuentan con un espacio estable para descansar o satisfacer sus necesidades básicas durante el día buscan alguna manera de poder obtener ayuda y no destinan necesariamente tiempo para capacitarse o participar de alguna instancia de formación. Por esta razón es muy importante gestionar y orientar, como parte de la intervención, que los usuarios puedan encontrar un lugar donde quedarse por un período de tiempo.

Lecciones Aprendidas

Cuando se planificó este proyecto de servicios complementarios al Programa Calle, se creó pensando en poder fortalecer el cumplimiento de las condiciones mínimas del programa, especialmente lo referido a salud, trabajo e ingresos, en esos momentos no se contó con una perspectiva ocupacional clara, pero si estaba la inquietud de poder mejorar este servicio integrando un Terapeuta Ocupacional que otorgará esta perspectiva ocupacional que estaba en déficit.

Al evaluar el proyecto y analizar su planificación y fundamentación desde la ocupación, se pensó en múltiples modificaciones que podían hacer de este servicio una herramienta terapéutica de inclusión social, se pensó en trabajar en base a los patrones de desempeño y áreas de ocupación que estaban más vulneradas, pero en la práctica misma ese análisis fue variando.

En primer lugar es muy complicado trabajar Actividades de la Vida Diaria o intervenir netamente en la rutina de un usuario que se encuentra en calle, porque no hay nada muy establecido que modificar, con esto me refiero a que la mayoría de estas personas viven el día a día, subsisten literalmente y no cuentan con actividades o patrones que los identifiquen a modo individual. Por esta razón en la práctica misma me di cuenta que al trabajar con esta población los términos de funcionalidad, satisfacción, estructuración o equilibrio ocupacional distaba mucho de ser objetivos a trabajar. A partir de esta experiencia puedo rescatar que lo principal a trabajar con personas en situación de calle desde la ocupación es otorgar espacios de participación ocupacional, es empoderarlos de roles y ocupaciones que los lleven a sentirse exitosos y por sobre todo acompañarlos en el proceso de cambio, puesto que lo que más se encuentra vulnerado es su sentido de capacidad personal, que en algún momento tuvieron, pero por errores o circunstancias de la vida lo perdieron y llegaron a la calle. Con esta población hay que trabajar en base a las necesidades inmediatas, cada día la contingencia sorprende y la flexibilidad del terapeuta ocupacional debe estar atenta a dichas necesidades.

Creo que la estrategia que se utilizó en la implementación de este proyecto es buena y de repetirse también daría resultados favorables. Al dar la oportunidad al usuario de decidir conforme a sus intereses y motivaciones creo que genera una mayor perspectiva de seguridad de triunfo en la intervención, así el sistema siempre les ofrece lo que hay y no lo que ellos necesitan a modo individual. Por otro lado al trabajar en grupo podemos abarcar un mayor número de intervenciones y enriquecerse a través de la dinámica grupal, pero considero que también hace falta una intervención individual desde la terapia ocupacional, en donde se destine tiempo a trabajar de forma personal con el usuario, analizando su historia de desempeño ocupacional y por sobre todo aquellos eventos vitales críticos que produjeron tanto cambio en sus vidas.

En intervenciones futuras considero que habría que incorporar un plan de atención individual desde terapia ocupacional, utilizando el enfoque del Modelo de Ocupación Humana, que si bien esta intervención se orientó también en sus postulados no es posible fundamentarla en ella, pues se necesita destinar un tiempo distinto al que se utiliza en la intervención grupal para poder aplicar sus pautas y métodos de abordaje.

La sugerencia para asegurar la sostenibilidad de los logros alcanzados en este servicio sociolaboral es realizar el acompañamiento a los usuarios de forma constante, retroalimentarlos persistentemente, de modo de orientar sus procesos volitivos cada vez que vayan tomando otro rumbo debido a las circunstancias y al contexto en el que se encuentran.

Recomendaciones

Las recomendaciones que se pueden otorgar a otros programas en base a esta experiencia, se pueden desglosar de la siguiente manera:

- El porcentaje de asistencia en este tipo de intervenciones es muy variable, debido a los problemas diarios que los usuarios deben resolver, por lo que se recomienda ser muy flexible en la metodología de intervención, porque lo principal es que la mayoría de los usuarios pueda recibir los beneficios del servicio.

- Se recomienda destinar tiempo a trabajar en base a los intereses y motivaciones del usuario, de modo de poder hacer un cruce con las oportunidades que les ofrece el medio y abocarse a aquellos que realmente es significativo.

- También se recomienda continuar con esta lógica de intervenciones que acerquen a los usuarios a su propia comunidad desde una perspectiva educativa y de servicio, son ellos los que están en el contexto real en donde suceden las cosas y son los primeros que pueden orientar a otro que esté solicitando ayuda, de esto modo pueden cumplir la función de puente entre la comunidad y los servicios profesionales.

Para finalizar, se comparte el siguiente extracto que demuestra la función que un terapeuta ocupacional cumple en el área social:

"El papel de articulador social es uno de los primeros que los terapeutas ocupacionales deben desarrollar al trabajar con personas vulnerables. Esto significa que los terapeutas ocupacionales deben centrarse en la construcción de ambientes inclusivos. Como articuladores sociales, los terapeutas ocupacionales deben contribuir al fortalecimiento de los vínculos familiares y comunitarios, dado que un abordaje inclusivo significa desarrollar el sentido de conexión y pertenencia de esta población"[18].

---

[18] *Kronenberg F., Simó S., Pollard N.* Terapia Ocupacional sin Fronteras. Editorial Panamericana 2007;.94.

Bibliografía

1. Ministerio de Planificación. Fundamentos para la Operación de un Sistema Intersectorial de Protección Social. Santiago, Chile: MIDEPLAN, 2009. 96 p. Disponible en: **http://www.mideplan.cl/**

2. *Kronenberg F.*, Simó Algado S., *Pollard N.* Terapia Ocupacional sin Fronteras. Aprendiendo del espíritu de supervivientes. Madrid: Médica al Panamericana 2007.p.87.

3. *Kronenberg F.*, Simó Algado S, *Pollard N.* Terapia Ocupacional sin Fronteras. Aprendiendo del espíritu de supervivientes. Madrid: Médica al Panamericana 2007.p.91.

4. Introducción a la Rehabilitación Basada en la Comunidad (RBC). (Consultado *el 3 de Diciembre del 2009*). Disponible en: **http://www.capdcalgary.org**

5. Ministerio de Planificación. Catastro Nacional de Personas en Situación de Calle. 2005; p.52. Disponible en: **http://www.ministeriodesarrollosocial.gob.cl**

6. *Kronenberg F.*, Simó Algado S., *Pollard N.* Terapia Ocupacional sin Fronteras. Aprendiendo del espíritu de supervivientes. Madrid: Médica al Panamericana 2007.p.94.

3. Reflexiones acerca del tiempo libre desde un grupo de usuarios en tratamiento por consumo problemático de alcohol y drogas.

TO Marjorie Schliebener Tobar

Introducción

Cada vez más se valora en Chile la importancia de abordar del uso del tiempo libre en el tratamiento a usuarios por consumo problemático de sustancias, lo cual significa principalmente un espacio para consumir y planificar el consumo. Es a partir de esta problemática planteada por los mismos usuarios, que nace el Taller de Tiempo Libre que se desarrolla una vez a la semana, en el Programa de Alcohol y Drogas, bajo modalidad Ambulatoria Intensiva, del Centro Comunitario de Salud Mental y Familiar (COSAM) de la comuna de Quinta Normal, espacio que se plantea como una instancia nueva y no practicada anteriormente en el desarrollo de esta área de tratamiento en este dispositivo de salud.

Esta terapia grupal se comprende como un espacio de resignificación del propio uso del tiempo libre de los usuarios, en relación al uso hegemónico de esta área de desempeño ocupacional en la sociedad en general. Se resalta esta relación en tanto se entiende que la forma de ocupar el tiempo libre no depende aisladamente de cada individuo, sino que se relaciona directamente con un fenómeno social predominante que depende de los modos de producción, las formas de trabajo y las relaciones sociales que genera. Es de esta forma que el taller está propuesto bajo visiones socio-históricas.

Dentro de este contexto es que se encuentra como medular el hecho de que los usuarios de esta terapia grupal, conozcan, discutan y comprendan su posición como sujetos sociales dentro de una sociedad donde se identifica el actual uso del tiempo libre orientado hacia la satisfacción rápida de placeres, que se relaciona principalmente con el consumo de sustancias y el consumo de productos en el mercado, hecho que permite alejarse de las vivencias del tiempo de trabajo que está presente en la mayor parte de la rutina de las personas.

Es de esta forma que en el Taller de Tiempo Libre, se han generado instancias de reflexión y discusión con respecto al uso de tiempo libre que predomina en sus comunidades locales en particular y en la sociedad en general, creando espacios no tan sólo de discusión, sino también de generación de propuestas de cambio y futuros proyectos en los espacios locales orientados hacia la prevención y recuperación, desde el grupo como colectivo que se identifica excluido dentro de la mayor parte de los espacios de dispersión que actualmente la sociedad ofrece y que se relacionan directamente con el consumo. Es así que no sólo se facilita un espacio de cambios de uso del tiempo libre de forma mecánica, cambiando un tipo de actividad por otra, sino que se abren canales de conciencia, donde los usuarios se autoidentifican como responsables, no sólo de un cambio interno e individual, sino que se reconocen como agentes de cambio social en este aspecto.

Este fenómeno que se genera, es de vital importancia dentro del trabajo comunitario, pues no sólo se favorece una independencia en las áreas de desempeño desde una forma parcelada, sino que se generan espacios de favorecimiento de autonomía en tanto sujetos activos y transformadores de los espacios en los que se desarrollan.

Dentro de esta experiencia, que está en pleno desarrollo, se destaca la posibilidad de no sólo demostrar evidencias dentro del espectro de los resultados, sino de compartir experiencias dentro del proceso que permiten comprender e interactuar con los usuarios y sus fenómenos, relacionándonos con sus experiencias y dinamismos en la comunidad a la que pertenecen.

Antecedentes y propuesta teórica

Según el Marco de Trabajo para la Práctica de la Terapia Ocupacional: dominio y proceso, publicado por la Asociación Americana de Terapia Ocupacional (1), Tiempo Libre es *"una actividad no obligatoria, motivada intrínsecamente y en la que uno se involucra durante un tiempo discreto, esto es, un tiempo no destinado a ocupaciones obligatorias tales como trabajo, autocuidado o sueño"*[19]; si bien esta es una definición técnica y sin mención a la caracterización que estas actividades tienen según la cultura y el momento histórico en que se desarrollan, importante por lo menos es aclarar que en categorías de tiempo y espacio, las actividades de tiempo libre se ubican fuera del tiempo en que se desempeñan ocupaciones obligatorias como el trabajo o el autocuidado, además el componente de la motivación intrínseca, necesaria para comenzar y conducir las actividades de tiempo libre, ya nos comienza a abrir las puertas para relacionar el tiempo libre con calidad de vida.

---

[19] Marco de Trabajo para la Práctica de la Terapia Ocupacional: dominio y proceso; Asociación Americana de Terapia Ocupacional, Revista Americana de Terapia Ocupacional 56, 609-639; 2002.Versión traducida y adaptada al español realizada por Comité de Ciencia de la Ocupación, Escuela de Terapia Ocupacional, Universidad de Chile. 2006; Santiago de Chile.

Jordi Izquierdo (2), plantea que el tiempo libre debería ser concebido como un tiempo dirigido hacia la utilidad social, espacio donde se podrían transmitir valores, aprender y convivir en áreas como la ecología, cultura, educación, solidaridad y cooperación. La ocupación de este tiempo libre contribuirá entonces al auto-desarrollo y al bienestar social. Es así que un uso del tiempo libre donde el sujeto vierta su creatividad, sea elegido libremente según los propios intereses y motivaciones, que aporte al desarrollo favorable de la comunidad y que al mismo tiempo produzca goce, significa un espacio abierto hacia la generación de procesos de salud individual y colectiva.

Importante entonces, resulta considerar el tiempo libre como un área de desempeño válido para la prevención y recuperación de procesos de enfermedad, tanto individual como social.

Por supuesto, esto es lo que podríamos esperar que actualmente se desarrollara, pero el panorama con el que nos encontramos a diario es bastante diferente. Actualmente se puede decir que la forma en cómo se utiliza el tiempo libre está relacionado directamente con el tiempo de trabajo, es decir, con el objetivo de recuperar fuerzas, descansar y realizar actividades que permitan olvidar y evadir la cotidianeidad de la jornada laboral. Es de esta forma que según el modo de producción, las formas que hoy caracterizan el trabajo y las relaciones sociales que producen, es que también es la forma en que utilizamos el tiempo libre.

Por una parte, el trabajo actualmente se caracteriza por tener largas jornadas laborales, en comparación con EEUU o países europeos, donde por ejemplo en Francia cuentan con 35 horas semanales de trabajo, situación que contabiliza alrededor de 1.656 horas anuales, en Latinoamérica y el Caribe las horas anuales de trabajo oscilan entre las 1.800 y 2.000 horas, actualmente en Chile contamos con alrededor de 2.000 horas considerando una jornada semanal de 45 horas. Esta situación claramente nos permite un reducido tiempo libre activo, considerando las horas en trabajo doméstico, principalmente ocupado por el género femenino, el descanso y recuperación de energías para continuar desempeñando la jornada laboral.

Carlos Pérez (3) comenta que la mayoría de las actividades de tiempo libre que se desarrollan actualmente, corresponderían a actividades enajenadas de tiempo libre, donde andar en bicicleta, hacer pesas, ver televisión, bailar de manera compulsiva en discotecas o *salsotecas* responden a un intento de descansar que se logra "olvidándose de todo un rato" o "yéndose a alguna parte unos días", asegurando que en estas actividades estarían motivadas más por evitación que por el interés de cultivar alguna cualidad humana.

Una alternativa que favorece esta situación de evasión es el consumo de alcohol y drogas. Actualmente, cada vez se relaciona más el acceso a la diversión y al placer con el consumo de drogas, situación que se ve fomentada y empujada por la gran industria que ofrece libertad, éxito, felicidad, etc. a través del consumo de productos y servicios de tiempo libre que satisfagan esta cultura evitativa de la cotidianeidad del trabajo, por lo que se promueven estilos de diversión que consideran el consumo de sustancias en general y que prometen satisfacción completa y de forma rápida.

Es dentro de este contexto, en que se ubica un sujeto en tratamiento de consumo problemático de alcohol y drogas, en una sociedad que promueve día a día, a través de la publicidad en las calles, las radios, la televisión, la generación de necesidades que se dirigen hacia la obtención de placer en el menor tiempo posible, sin descartar el consumo de alcohol y drogas.

Precisamente esta problemática es considerada como bastante compleja de manejar por los usuarios del programa del alcohol y drogas del COSAM de Quinta Normal. ¿Cómo poder disfrutar del tiempo libre fuera de sus hogares, en el horario que estimen conveniente, sin consumir en el intento?

Esta interrogante nace de la socialización de experiencias de los participantes en el grupo del taller de tiempo libre, a través de una dinámica horizontal, donde los usuarios son los protagonistas de su tratamiento, sacando a la luz sus necesidades más sentidas en este ámbito. La forma en que dinamizan en el grupo se orienta hacia la propia problematización y concientización de ellos como sujetos sociales que comparten una misma problemática, sujetos capaces de criticar su situación y su entorno, y luego generar propuestas de cambio. Esta perspectiva de dinámica está orientada según las experiencias y planteamientos de Paulo Freire, es decir desde las propuestas de la educación popular, donde se facilitan espacios participativos, democráticos y catalizadores de acciones transformadoras.

La Educación Popular de Paulo Freire (4) desarrolla sus acciones sobre la base de la concepción de la "educación como práctica de libertad"[20], donde la educación se caracteriza por ser problematizadora y el educador ya no es sólo el que educa, "sino aquel que en tanto educa es educado, a través del diálogo con el educando, quien al ser educando, también educa"[21]. Es a través de este tipo de educación que los participantes van percibiendo el mundo de forma crítica, asentándose en el acto creador, potenciando

---

[20] Freire, P. (2008). Pedagogía del Oprimido. (3ª ed.).Argentina, Buenos Aires. Siglo XXI Editores.

[21] *ídem*

la reflexión y la acción sobre la realidad, de ahí nace que se la caracterice como la educación del quehacer permanente.

Esta perspectiva también está fuertemente conectada con los conceptos de *Adaptación Pasiva y Adaptación Activa*, que propone Pichón-*Rivière*, donde propone que el tratamiento de recuperación dentro de cualquier padecimiento de salud mental debe dirigirse hacia un tipo de adaptación activa, donde el sujeto usuario en la medida que cambia a través de su proceso, también cambia a la sociedad a través de un interjuego dialéctico *"donde en la medida que se realimenta en cada pasaje realimenta también a la sociedad a la que pertenece"*[22] (5). Esta propuesta parte desde el supuesto que el enfermo en salud mental es el depositario "aquí y ahora" de su estructura social, refiriéndose a la familia y el contexto social general. Pichón-*Rivière* considera un error muy frecuente el hecho de considerar que un sujeto está "curado" cuando sólo puede realizar su higiene personal, adoptar habilidades sociales y no dar muestras de crítica social, a esta situación el autor la considera como Adaptación Pasiva, caracterizándola como parasitaria, donde el sujeto seguiría afiliado a la situación de alienación de la cual se generó.

Es a través de estas perspectivas que la forma y contenido del taller de tiempo libre se desarrolla, abriendo espacios de discusión acerca de la problemática del tiempo libre desde la realidad de un grupo de usuarios que se encuentran en tratamiento por consumo problemático de alcohol y drogas. Y este proceso de la experiencia es la que aquí se socializa.

Problemática desde el grupo de usuarios

El tiempo libre, dentro de la terapia ocupacional y Ciencia de la Ocupación es un área de desempeño bastante importante que cada terapeuta ocupacional conoce y que a su vez sabe cómo utilizarlo desde el punto de vista terapéutico. En el caso de los usuarios en tratamiento por consumo de alcohol y drogas, la problemática del tiempo libre es bastante importante debido a que la mayor parte de éste es utilizado en el consumo o en la planificación de este acto. Por lo que uno como terapeuta ocupacional lo tiene como conocimiento y en consideración antes si quiera de realizar una evaluación con los usuarios en los que se facilitarán procesos de salud a través de ocupaciones.

Pero descontextualizada y alejada de las necesidades manifiestas por los usuarios serían nuestras intervenciones si es que no abrimos los espacios para que ellos definan

---

[22] Pichón-*Riviére*, E. (2001).*El Proceso Grupal. Del psicoanálisis a la psicología social.* (1). Argentina, Buenos Aires. Ediciones Nueva Visión.

sus prioridades y motivaciones, sin este componente, sería una intervención relegada a la fantasía y orientada hacia el fracaso.

Es por esta razón que antes de abrir un espacio para que comenzara el taller de tiempo libre, primero se les propuso a los usuarios esta idea y discutieron cuan útil podría ser para su tratamiento si es que llegara a realizarse. Los resultados de esta dinámica fueron que el grupo comenzó a manifestar a través de experiencias personales lo difícil y angustiante que era para ellos lograr utilizar su tiempo libre sin consumir o pensar en consumir o planificar el consumo, hecho que los relegaba prácticamente al "encierro" en sus hogares.

Es entonces, de la identificación y la valoración de la problemática del tiempo libre en los usuarios es que en conjunto se decidió abrir un espacio terapéutico grupal con el fin de abordar este tema.

Importante fue para los usuarios proponer que este taller tuviera discusión y además experiencias de actividades de tiempo libre dentro y fuera del COSAM.

Debido al nivel socio-económico predominantemente bajo de la mayoría de los usuarios, y considerando su historia de bastantes conflictos durante su desarrollo y crecimiento, es que por privación cultural, algunos usuarios nunca habían entrado a una sala de cine, o nunca habían visto una obra de teatro.

Otro problema que surgió y que hace urgente el abordaje del uso del tiempo libre en este grupo de usuarios, es que actualmente no está presente en las políticas de gobierno programas o espacios que se dediquen a intervenir en la problemática del tiempo libre alternativo, es decir sin consumo de sustancias, por lo que es bastante reducido el espacio libre de alcohol y drogas al que pueden optar los usuarios para utilizar su tiempo libre sin tener que alejarse de la sociedad, usualmente en las plazas públicas encuentran consumo, en los partidos de fútbol barriales encuentras bastante consumo, en restaurantes, actos culturales, conciertos o *tocatas*, etc. Y por supuesto que las opciones tendrían que ser gratis, debido a que los recursos son bastante reducidos o durante el curso del tratamiento el manejo del dinero es otra problemática bastante importante.

El hecho de compartir estas experiencias hizo necesaria la generación de este espacio terapéutico que abordara el uso del tiempo libre y su problemática. Durante el proceso de reflexión e identificación de problemas-soluciones, interesante es comprender como los usuarios consideran el problema del tiempo libre.

Primero identifican que el uso del tiempo libre en el aire libre significa consumo, tal como se mencionó anteriormente con las plazas o las canchas de los barrios. Éstas podrían caracterizarse como espacios donde poder utilizar el tiempo libre sin tener que gastar dinero, pero significan un problema porque constantemente está la presencia de grupos consumiendo. Identificaron otros espacios como el cine o el teatro, que no están relacionados con consumo de alcohol y drogas, pero acá la prohibición es el factor monetario, por lo que también era descartado por los usuarios. Esta exploración llevó a los usuarios a auto-identificarse como un grupo que pertenece a una clase socio-económica baja, hecho que en este caso significa contar con limitadas oportunidades de acceder a actividades de tiempo libre que respondiera a sus intereses y motivaciones.

Esta situación limitante produce bastante angustia en los usuarios, y es aquí donde ellos manifiestan: *"estamos encerrados, amarrados"*. Esta situación de encierro se concreta en sus hogares, en sus habitaciones, donde salir de ahí se convierte en un factor de riesgo, pues fuera está el consumo. Bueno, en muchas ocasiones también se encuentran con consumo dentro de sus hogares generado por sus familiares, pero ese es otro gran tema que en este momento no desarrollaremos.

Los usuarios caracterizan lo que significa el hecho de no salir de sus hogares y llegan a la conclusión que este encierro produce procesos de enfermedad, lo identifican como aburrido, frustrante y que genera sedentarismo, por lo que dentro sólo les queda comer, ver televisión y dormir, situación que ellos mencionan que los enferma más. Un usuario comenta: *"estamos sometidos a una sociedad que nos lleva a encerrarnos"*. Refiriéndose también a un contexto social que los incentiva a un consumo del tiempo libre en tanto producto, así como también caracterizado por el consumo de alcohol y drogas.

Es a través de esta caracterización del problema, que también se proponen soluciones, y dividimos los espacios donde se podrían ejecutar acciones para solucionar en tres ámbitos: a nivel de usuarios individuales, a nivel de usuarios como sujetos sociales y a nivel de sociedad y gobierno.

En cuanto al primer nivel donde se podrían plantear acciones que dirijan a soluciones, se observaron bastante limitados, en relación a las limitaciones de recursos económicos, seguían proponiendo el encierro en sus hogares como una alternativa individual para evitar el consumo fuera, identificaron que no habían espacios donde poder realizar actividades de tiempo libre sin consumo garantizado espacios que se puedan plantear para estos fines igualmente son invadidos por grupos de consumidores. Otras alternativas fueron ver televisión, jugar *Play Station* o con otro tipo de actividades lúdicas, dormir, entre otras, a estas actividades se refirieron como el hecho de utilizar un "propio salvavidas" pasajero. Refirieron en este espacio individual la oportunidad de compartir con la familia los fines de semana, pero identificaron que no era una opción muy válida debido a que los integrantes de la familia que trabajan se dedican a descansar en sus horarios de no trabajo, y si no es así aparece en ellos también el consumo.

En cuanto el segundo nivel, donde los usuarios plantean posibles soluciones en calidad de usuarios de un proceso de tratamiento, pero esta vez como sujetos sociales. En este espacio, los usuarios llegaron a la conclusión de que deben expresar la problemática a la sociedad, y para que puedan ser considerados y generar cambios hacia el beneficio del uso del tiempo libre sin consumo, es generar unión con usuarios de otros centros de tratamiento y con simpatizantes de la población en general y de esta forma construir poder a través de estas acciones, donde las peticiones estarían dirigidas hacia el gobierno principalmente. Propusieron para esto, primero generar la inquietud a través de la construcción de un boletín que se centrara en la problemática del tiempo libre y en sus posibles soluciones y difundirla en diferentes centros de tratamiento y en la comunidad en general. Luego comenzar a convocar y unir de a poco a las personas interesadas en participar.

A nivel de sociedad y gobierno, los usuarios identificaron que posibles soluciones desde estos actores serían la habilitación de espacios gratuitos de uso de tiempo libre sin consumo, ya sea plazas, discotecas, cine, juegos electrónicos, etc. que fuera acompañado de un proceso de concientización a la población en general acerca de la problemática del tiempo libre, porque los integrantes del grupo hicieron el salto de identificar no sólo su propio conflicto como sujetos en recuperación, sino también lograron identificar la problemática en la población general del uso del tiempo libre en tanto se relaciona con el modo de producción y las formas actuales de trabajo. Y es aquí donde también apareció la variable prevención, al identificar un problema tan generalizado, y ellos en una situación de identificación y vivenciadores de éste, se propusieron también dentro de un rol de agentes preventivos en cuanto al uso sin consumo del tiempo libre en la comunidad local.

Es así que el grupo definió que los cambios en este aspecto no se lograrían realizar desde el ámbito individual, sino que los cambios transcendentales y más globales se podrían realizar a partir del movimiento de ellos como grupo social. Se comprendieron entonces, como potenciales sujetos generadores de cambios.

¿Por qué los medios masivos de comunicación hablan tanto de la droga y tan poco de sus causas? ¿Por qué se condena al drogadicto y no al modo de vida que multiplica la ansiedad, la angustia, la soledad y el miedo, ni a la cultura del consumo que induce al consuelo químico?

¿Por qué las drogas de mayor consumo hoy por hoy son las drogas de la productividad? ¿Las que enmascaran el cansancio y el miedo, las que mienten omnipotencia, las que ayudan a ganar y a rendir más? ¿No se puede leer en eso un signo de los tiempos? ¿Será pura casualidad que hoy parecen cosa de la prehistoria las alucinaciones improductivas del ácido lisérgico, que fue la droga de los años sesenta? ¿Eran otros los desesperados? ¿Eran otras las desesperaciones?

(Galeano, Eduardo (6). Patas Arriba: la escuela del mundo al revés. (7ª ed.) México: Siglo XXI Editores)

El fenómeno del consumo de sustancias psicoactivas es un hecho que se ha desarrollado con diferentes fines en distintos tiempos, las características del consumo y sus intencionalidades y consecuencias, su abordaje y concepciones responden al contexto histórico en la cual se ejecutan, conectándose y obteniendo un sentido dentro del marco de la situación económica-político-cultural en el que se encuentre.

Según el 8vo Estudio Nacional de Drogas en la Población General de Chile 2008, realizado por CONACE[23] (7), la prevalencia del consumo de pasta base de cocaína es de un 0,8%, mientras que el consumo de cocaína total, es decir, pasta base de cocaína y cocaína pura, es de un 3,0%, observándose un fuerte aumento respecto al estudio del 2006 realizado por la misma institución. En cuanto al alcohol, su prevalencia de abuso es de un 11,0%, registrando un aumento en la población femenina.

Un factor importante que aparece en este estudio, es que el consumo de cocaína total presenta mayor prevalencia a medida que el ingreso familiar disminuye, registrando un porcentaje de 2,3% en grupos familiares con ingreso igual o menos a US$ 400 mensuales, en comparación con un 0,4% en familias con un ingreso igual o mayor a US$ 2.000 mensuales.

Así mismo, la intensidad de uso es mayor en el nivel socio-económico bajo, pues se declara que en promedio el consumo de cocaína es entre 4-5 días durante el último mes, mientras que en pasta base el promedio ha oscilado en torno a los 10 días. Ambos registros están por sobre la intensidad declarada en el nivel socio-económico alto.

---

[23] Dependiente del Ministerio del Interior, CONACE es desde el año 2000 la entidad del Gobierno de Chile encargada de coordinar, articular y promover las políticas públicas en drogas y ejecutar programas de prevención, tratamiento y rehabilitación. http://www.conacedrogas.cl

Este grupo de la población que pertenece a los niveles socio-económicos más bajos se ven enfrentados diariamente en su cotidiano a diferentes dimensiones de la marginalidad, donde se observan niveles de exclusión tanto en el empleo como en la vivienda, así también en el acceso y calidad de salud y educación. Corvalán, citado por Echeverría (8), asocia esta realidad "al grupo de edad comprendido entre los 15 y 24 años, de personas pertenecientes a los estratos socio-económicos más bajos que presentan características de empleo y educación precarias, que habitan en las áreas urbanas y que tienen una cierta asociación con la cultura urbano popular"[24].

Bajo esta perspectiva, se puede afirmar que la juventud urbano-popular se encuentra excluida no sólo en términos de acceso al trabajo, sino en cuanto a las posibilidades de participación dentro de la estructura social, que, en el caso de una sociedad de libre mercado como la nuestra, se da fundamentalmente en términos de producción y de consumo.

Raúl Ángel Gómez (9) comenta que el fenómeno de la drogodependencia se constituiría durante el transcurso del siglo pasado en el soporte de la transmisión de múltiples mensajes ideológicos, políticos y morales. "Aparejados al uso de sustancias psicoactivas , se multiplican los problemas sociales y así surge a fines del siglo XIX la noción de FLAGELO SOCIAL en cuyo marco la polémica sostenida desde diversos discursos (principalmente políticos y educativos) produce confusión en los diferentes niveles de discusión. En efecto, y justamente a la connotación social del fenómeno, la drogodependencia constituye el objeto de una ley jurídica que permanentemente, y esto no podemos desconocerlo, recurre a concepciones médicas de la entidad de "drogodependencia", confiriendo al usuario de sustancias psicoactivas el doble estatuto de enfermo y delincuente[25]. Dentro de este contexto, Raúl Ángel Gómez (9) alude a que la existencia misma de las drogas o sustancias psicoactivas no son la causa en si del consumo problemático, sino que este fenómeno tendría relación de causalidad entre el consumo de estas sustancias, los factores de riesgo de la persona que consume y su ambiente social.

Con respecto al ambiente social, y su caracterización histórica, Raúl Ángel Gómez (9) relaciona el fenómeno de la drogodependencia con un fin de control social, en tanto las sustancias psicoactivas han servido históricamente como una especie de sedante para la sociedad, desviando la atención de los verdaderos problemas, lo que ha conferido al

---

[24] Cit. por Echeverría, A (2004). *Representaciones Sociales de las Drogas de Jóvenes Urbano Populares en Proceso de Rehabilitación en Comunidad Terapéutica.* Tesis, Universidad de Chile, Escuela de Ciencias Sociales, Carrera de Psicología.

[25] Gómez, R.A. (2007).Drogas y Control Social. (1ª de.). Argentina, Córdoba. Editorial Brujas.

poder hegemónico un mayor control sobre esta proveyéndole de una válvula de escape, evitando así contestaciones sociales que pudieran terminar teniendo efectos indeseables y desestabilizadores.

Ejemplos en Chile se mencionan en la literatura, Arnaldo Pérez Guerra (10) comenta que "A mediados de los 70, en la frontera de la Región de Tarapacá, se sabía de la existencia de cocaína, pero no había un consumo importante ni control, por el contrario. Chile era un pasadizo para la cocaína que iba camino a Europa y Estados Unidos. A mediados de los 80, el consumo y el tráfico se masificaron. La pasta base llegó a Arica e Iquique antes de fines de los 80 se instaló, y a principios de los 90 se extendió por el país", dice el suboficial (R) de Carabineros José Castillo Carriel, ex jefe de retén en Huara, Ascotán y Ujina, durante la dictadura. Pareciera no ser coincidencia que durante los años en que la cocaína y la pasta base ingresaban a Chile desde Bolivia y Perú, en esos países también imperaban sangrientas dictaduras, que propiciaron y protegieron el narcotráfico. Poblaciones como Jorge Inostroza, Isluga, Las Dunas y Laguna Verde, en Iquique; y El Boro, La Pampa y La Negra, en Alto Hospicio, han vivido durante décadas bajo el submundo de las bandas de narcos"[26].

Agrega que "es un problema social que ha estigmatizado a La Victoria desde fines de la dictadura cuando llegó la pasta y la coca". En La Legua, la población Yungay, la Villa O'Higgins, la población El Castillo, La Pincoya y otras poblaciones de Santiago, pasa exactamente lo mismo. Los recursos para "combatir" el narcotráfico son insuficientes, y el tráfico aumenta amparado en el modelo económico que permite que se erijan prósperos empresarios ligados a la droga"[27].

Estos temas y enfoques han sido discutidos en sesiones dentro del Taller de Tiempo Libre, donde algunos usuarios ha manifestado estar sorprendidos por nunca haber considerado esta arista dentro de la problemática del consumo, sintiéndose identificados con estas realidades, donde su cotidianeidad dentro de sus poblaciones así lo demuestran día a día. Develar este tipo de aristas a través de la discusión grupal también ayuda a generar sujetos histórico-sociales que se observan y actúan dentro de un contexto económico-político-cultural. Lugar en el cual el terapeuta ocupacional también se encuentra posicionado, puesto que se encuentra en un lugar específico, en este mismo contexto histórico social, por lo que no se presenta como neutral.

---

[26] Pérez, A. (2009, marzo 23). *Cocaína y Pasta Base, el Negocio de la Dictadura.* Agencia Latinoamericana de Información. Recuperado Junio 06, 2010 de **http://alainet.org/active/29558&lang=es**

[27] *idem*

¿Cuál era la situación inicial antes de la intervención?

Antes de iniciarse el Taller de Tiempo Libre, los usuarios no contaban con un espacio similar donde poder abordar este tema de forma dirigida, desde el enfoque de la terapia ocupacional y desde una óptica crítica.

En un inicio se realizó una evaluación grupal con el fin de abrir el tema del tiempo libre y su importancia, y de pesquisar necesidades y perspectivas de los usuarios en esta área de desempeño. Según lo compartido por los participantes, las primeras referencias con respecto al tiempo libre fueron comentarios desde la propia vivencia de la problemática del tiempo libre a nivel individual, aludiendo principalmente a la dificultad que para los usuarios significa desempeñar actividades en este ámbito sin que se relacionen con el consumo, pues sus barrios se caracterizan por presentar un alto porcentaje de botillerías, tráfico de sustancias ilícitas y también están presentes los grupos de personas con las cuales consumían periódicamente. Esta situación es un gran problema para los usuarios, donde el hecho de salir a caminar, andar en bicicleta o recrearse en una plaza del barrio se convierte en un gran desafío, situación que prefieren evitar y optar por "encerrarse" en el hogar. Comentan que esta situación de encierro los angustia y enferma más.

A partir de la discusión de esta problemática, lo usuarios concluyeron que era importante abordar la temática del uso del tiempo libre, no sólo desde una perspectiva individual, sino también como una problemática social, dentro de la cual ellos y ellas podrían ser potenciales agentes de cambio.

Es así que comienzan las actividades del Taller de Tiempo Libre cada jueves de la semana.

Metodología de Abordaje

Los objetivos que se plantearon en el taller y que fue producto de la identificación de necesidades de los mismos usuarios fueron:

Objetivo General:

- Que los usuarios logren iniciar procesos de empoderamiento y autonomía en relación a la problemática del uso del tiempo libre sin consumo de sustancias a nivel individual así como también en la comunidad.

Objetivos Específicos:

Que los usuarios logren:

- Identificar la problemática del uso del tiempo libre sin consumo en su cotidianeidad.
- Identificar los factores psicosociales que favorecen la problemática del uso del tiempo libre sin consumo en su cotidianeidad.
- Explorar e identificar actividades de tiempo libre sin consumo según sus intereses.
- Analizar y discutir acerca de la problemática del uso del tiempo libre en su contexto social.
- Proponer y realizar acciones de concientización en relación a la problemática del uso del tiempo libre sin consumo en la comunidad.

El proceso de desarrollo de este taller, comienza con la apertura de espacios de identificación de necesidades, a partir de la socialización y crítica de las propias cotidianeidades enfocadas en el uso del tiempo libre, es de esta forma que los participantes comienzan a reconocer realidades disfuncionales en esta área, tanto de forma individual como colectiva, que no aportan positivamente a su proceso de tratamiento de adicciones. Sorprendidos se reconocieron al comenzar a valorar los espacios de tiempo libre, la significación de las actividades que realizaban en estos espacios, pero que para ellos estaban aisladas en su cotidiano.

Todo este proceso se realiza sobre la base de una óptica participativa experiencial crítica que da espacio para identificar, analizar, discutir y generar propuestas de posibles soluciones. Es importante destacar que esta orientación trata de impulsar la generación de acción, es decir, de permitir la construcción de sujetos de cambio, activos dentro de su proceso, cruzando el puente desde el ser observador hacia el sujeto que opina y de allí hacia el sujeto que participa socialmente.

Es así que luego de identificar el problema, comienzan a surgir las propuestas de soluciones, tanto a nivel individual como en la comunidad. Los mismos usuarios optaron por realizar este tipo de división con respecto a las soluciones.

A nivel individual se propone incluir en la rutina actividades de tiempo libre según sus intereses y posibilidades económicas.

Con el fin de facilitar este proceso se pesquisa qué actividades de tiempo libre alternativas al consumo habían realizado, apareciendo experiencias tales como nunca haber asistido al cine, teatro y museos o nunca haber asistido a un concierto o *tocata* sin consumir. Sí aparece bastante en los varones el hecho de participar en clubes deportivos, pero la totalidad de éstos vivieron experiencias de consumo antes, durante y después de finalizado el partido de fútbol. Ésta última experiencia es muy común en los clubes deportivos amateurs de los barrios populares, hecho que contamina el deporte con el consumo, principalmente de alcohol.

Tras pesquisar las experiencias personales de uso del tiempo libre, se realizan actividades dentro y fuera de las dependencias del COSAM, con el fin de que los usuarios exploren e identifiquen posibles actividades de tiempo libre que ellos realizarían de forma personal, logrando vivenciar diferentes actividades de tiempo libre alternativas al consumo, considerando que la mayoría de los participantes, antes del comienzo de su proceso de recuperación, ocupaban su tiempo libre en actividades relacionadas con el consumo, presentando un disminuido espectro de experiencias de realización de actividades de tiempo libre alternativos a sus adicciones. Estas actividades se dividen en intra-murales y extra-murales.

Dentro de las experiencias extra-murales, los usuarios aceptaron explorar actividades tales como asistir a la sinfónica, a una exposición interactiva de arte tecnológico, visitar las dependencias del Museo de Santiago que se caracteriza por sus modernas instalaciones, inscribirse como socios de este museo con el fin de utilizar los recursos que este espacio les ofrece como talleres, capacitaciones, préstamo de libros, conciertos, etc. todo esto de forma gratuita, asistir al teatro, entre otras.

Dentro de las actividades intramuros principalmente se han realizado, por ejemplo, ciclos de cine-discusión, juegos de mesa, dinámicas de exploración de intereses en tiempo libre, entre otras.

Luego de la realización de cada actividad se abre el espacio para reflexionar acerca de lo vivenciado, enmarcándolo dentro del proceso de resignificación de actividades de tiempo libre alternativos al consumo.

A nivel de impacto social proponen la realización de un boletín enfocado sólo a la problemática del uso del tiempo libre sin consumo, participar en la realización de proyectos que permitan financiar la construcción de espacios de uso del tiempo libre alternativos, contactar autoridades con este mismo fin, entre otras.

Con respecto al boletín, ésta sería la segunda edición de uno ya realizado anteriormente, enfocado hacia la difusión del Programa de Alcohol y Drogas en la comunidad desde la mirada de los mismos usuarios, que nombraron a este medio de comunicación "Sólo por Hoy". Es a partir de esta experiencia que de forma grupal se decide que el segundo boletín se centre en la problemática del Tiempo Libre sin consumo. Dentro de los contenidos de este ejemplar, los participantes propusieron que se explicara la problemática del uso del tiempo libre sin consumo en la editorial, que se entrevistara a uno de ellos acerca de su experiencia y perspectivas en relación al tiempo libre, que se entrevistara a algún directivo del CONACE (Consejo Nacional para el Control de Estupefacientes) con el fin de que se explicitara la visión del gobierno con respecto a este tema y al mismo tiempo demostrar la importancia de éste para los usuarios en recuperación, que la TO a cargo del taller describiera la problemática desde lo profesional, que se incluyera algún cómic o chiste en relación al tema trabajado, entre otros aportes.

Con respecto a la editorial del boletín, a continuación se comparte el resultado de este escrito construido de forma grupal por los usuarios del taller:

EDITORIAL

Somos un grupo de usuarios de un programa de rehabilitación de alcohol y drogas que se desarrolla en el COSAM de Quinta Normal, ubicado en la calle Dr. Carlos Ottolenghi n° 5151, del cual se difundió su labor, ubicación y vías de acceso al programa en el boletín anterior.

En esta oportunidad queremos difundir la gran problemática que es para nosotros el uso del tiempo libre.

- *Porque no tenemos acceso a espacios de uso del tiempo libre protegidos del consumo de alcohol y drogas, dirigidos a personas que tratan de mantener un tratamiento de rehabilitación de adicciones o a personas que no consumen.*
- *Actualmente nuestro tiempo libre es aburrido por las limitaciones de accesos a espacios, debido a que en nuestros barrios y poblaciones hay un consumo habitual en calles, esquinas, plazas, etc. Esto nos conduce al encierro y aislamiento, situación peligrosa que nos lleva a pensar constantemente en consumir.*
- *Además nuestra baja condición socio-económica no nos permite utilizar nuestro tiempo libre en cines, teatros, parques de diversiones, viajes, etc. problemática que afecta al sector con menos recursos al cual nosotros pertenecemos, no así al sector alto.*

A los que estamos acá enfrentando la enfermedad de la adicción al alcohol y las drogas es muy importante el tema del uso del "tiempo libre" pues al tener espacios de recreación libres de alcohol y drogas podemos prevenir también que nuestros seres más cercanos tengan nuestro mismo problema.

Luego de lo expuesto, los invitamos a leer este boletín y a ser partícipes de una pronta solución.

"ESTO SIRVE..."

Este trabajo grupal, demuestra el resultado de un proceso de resignificación por el que los usuarios están cursando, en el que además de identificar problemas, también se empoderan y generan posibles soluciones de forma activa.

Es así que podemos observar que el desarrollo de este taller de tiempo libre, no sólo está dirigido hacia el proceso individual de cada participante en tratamiento, sino también abarca e impacta a la comunidad dentro y fuera del COSAM, desde la vecina que recibirá el boletín en sus manos, el profesional de los otros programas que se desempeñan dentro del centro de salud, hasta el Director del Ámbito de Tratamiento y Rehabilitación del CONACE Región Metropolitana, al participar como entrevistado en la construcción del boletín antes mencionado.

Con respecto a las orientaciones metodológicas, que orientan la forma en cómo se desarrolla cada sesión de este taller, principalmente se relacionan con las concepciones de la Educación Popular de Paulo Freire. Esta Educación Popular se comprende como un enfoque educativo que promueve el cambio social impulsando la organización de actividades que generen transformación.

A continuación se rescatarán algunas de las características metodológicas de la Educación Popular que se han recogido y practicado en el proceso del Taller de Tiempo Libre:

a) Análisis crítico de lo cotidiano: a partir del reconocimiento del día a día, los participantes logran en primera instancia observar (se) su realidad experiencial con respecto a la problemática del uso del tiempo libre, durante el proceso se comienza a analizar estas realidades con factores sociales, económicos, políticos y culturales que los unen. Este ejercicio comienza a generar una identidad colectiva y un rol dirigido hacia la acción.

b) Importancia del proceso: esta característica es muy necesaria de considerar, por el motivo que valora la capacidad de aprender de los participantes y evita juzgarlos por "lo que son". Con el fin de facilitar este proceso, se procura que la dinámica del grupo se caracterice por ser participativa y democrática, donde los propios sujetos evalúan constantemente las instancias que generan.

c) Desmitificar la relación autoridad-verdad: este criterio apunta a favorecer el espacio para que los participantes generen sus propias opiniones, valorando por esto también sus propias experiencias de vida, asumiendo una dinámica horizontal en este aspecto, donde todos y todas, ya sea participantes y terapeuta, en este caso, pueden aprender y enseñar al mismo tiempo.

d) Explicitar el sentido de las actividades: aquí, la terapeuta da a conocer los objetivos que se trabajan en cada actividad, abriendo el espacio para evaluaciones, cuestionamientos y cambios. Esta propuesta permite desarrollar mayor participación y empoderamiento del proceso, le da el sentido de las actividades que realizan y educa con respecto a la importancia de los "por qué" actitudes y hechos.

Es de esta forma que dentro del espacio del Taller de Tiempo Libre, se favorecen espacios y experiencias de acción-reflexión-acción.

Análisis de proceso y resultados

El proceso de esta experiencia aún no finaliza, actualmente sigue en constante aprendizaje y desarrollo, pero durante su realización si se han alcanzado logros propuestos, objetivos específicos planteados en un inicio y otros construidos durante el proceso.

Al respecto se puede mencionar lo siguiente:

a) *Identificar la problemática del uso del tiempo libre sin consumo en su cotidianeidad:* el cumplimiento de este objetivo se presenta en los inicios del taller, donde se generan los primeros espacios de análisis de lo cotidiano que conducen a la identificación primera del problema del uso del tiempo libre en ellos como individuos con sus vivencias particulares. Es así que frente a esta situación los usuarios concuerdan en que debido a las pocas alternativas que tienen, optan por "encerrarse" en sus hogares. Comentan al respecto, que el hecho de optar por no salir de sus hogares se convierte en una experiencia frustrante, aburrida y que les llevaría al sedentarismo, a causa que mayormente en estos espacios de tiempo libre ven televisión, comen, escuchan música y duermen.

b) *Identificar los factores psicosociales que favorecen la problemática del uso del tiempo libre sin consumo:* luego de la identificación de su problemática en cuanto al uso del tiempo libre en sus propias cotidianeidades, se relacionan estas experiencias en torno a factores comunes generales que las unen. Es de esta forma que se generan discusiones donde los usuarios identifican las barreras sociales, económicas, políticas y culturales que los obstaculizan a que puedan tener acceso a actividades de tiempo libre que no se relacionen con el consumo de sustancias. Dentro de éstas mencionan el bajo nivel socio-económico al que pertenecen, situación que identifican con una restricción de accesos a espacios de uso de tiempo libre como el cine, parques de diversiones, ver deportes, teatro e incluso restringe la posibilidad de traslado, pues sus bajos recursos también limitan e impiden en ocasiones el hecho de poder financiar los pasajes de la locomoción colectiva.

Los usuarios también identifican factores dentro de las políticas públicas a nivel de gobierno, sin embargo los participantes no tienen el conocimiento acerca de iniciativas que se generen en este nivel para abordar el uso del tiempo libre sin consumo, pues no es un tema que tampoco este instalado actualmente en nuestro país. Un nuevo obstáculo también se presenta a nivel cultural, donde el hecho de consumir alcohol es una práctica bastante aceptada y que muchas veces está presente en espacios de tiempo libre, donde los usuarios comentan sentir esta presión social del consumo en espacios que se encuentran más allá del círculo de personas con las que acostumbraban consumir, sino también se encuentra dentro las familias, en los espacios públicos de los barrios, en la publicidad de la televisión y radio, etc. Un factor importante que identifican es a nivel de las empresas que generan ganancias con el consumo de sustancias adictivas como el alcohol y el tabaco.

c) *Explorar e identificar actividades de tiempo libre sin consumo según sus intereses:* en este espacio los usuarios tuvieron la experiencia de asistir al teatro, de ir a museos, biblioteca, de apreciar la orquesta sinfónica, organizar un asado en un parque, de participar en ciclos de cine-discusión o solamente de valorar el espacio de una conversación como una actividad de tiempo libre. El fin de esto es que los usuarios logren identificar sus propios intereses en cuanto al uso de su tiempo libre alternativo al consumo de sustancias.

d) *Analizar y discutir acerca de la problemática del uso del tiempo libre en su contexto social:* a partir de la identificación de algunos factores sociales que impactan negativamente en el uso de un tiempo libre sin consumo de sustancias, es que se genera la discusión, la formación de opiniones y la propuesta de acciones que aportarían a eventuales soluciones.

e) *Proponer y realizar acciones de concientización en relación a la problemática del uso del tiempo libre sin consumo en la comunidad*: las propuestas que surgieron desde los usuarios como acciones que aportarían a algún cambio las dividen a nivel individual, a nivel de colectivo (como un grupo de sujetos sociales) y a nivel de gobierno.

A nivel individual, aparecen principalmente opciones de uso del tiempo libre en sus hogares y espacios más locales, con el fin de evitar el aburrimiento y sedentarismo que comentan que les genera el "encierro". A nivel de colectivo, proponen generar, como primer paso, la creación de un boletín especial dedicado a la problemática del uso del tiempo libre sin consumo, que logre generar dar a conocer el tema y aportar en la toma de conciencia de esta problemática en el barrio y también dentro del centro de salud mental, al respecto también proponen difundir este boletín a otros dispositivos terapéuticos que trabajen el tema de las adicciones con el fin de generar conciencia y voluntad de acción al respecto. Actualmente, este boletín está en proceso de realización. Éste compone una editorial realizada con conjunto por el grupo, una entrevista a uno de ellos, una entrevista al Jefe del Ámbito de Tratamiento y Rehabilitación del CONACE Región Metropolitana, además de otro tipo de anexos.

De igual modo la realización de este boletín ha significado que los usuarios se identifiquen con un rol protagonista, no sólo dentro de su propio proceso de tratamiento, sino también como sujetos sociales que pueden generar cambios en su comunidad. Finalmente a nivel de gobierno los usuarios proponen la generación de campañas de concientización y la apertura de espacios de uso de tiempo libre sin consumo de sustancias gratuitos.

El proceso que genera este tipo de resultados, en tanto experiencias colectivas de salud social, se han logrado desarrollar gracias al nivel de identificación de los usuarios con la problemática a trabajar, es decir, de asumir el tema como propio, y cuando se asume como propio, entonces también es propia la responsabilidad de realizar acciones para aportar en soluciones. Es de esta forma, que la metodología aplicada favorece que estos procesos se generen, sobre todo cuando se inicia con el análisis del cotidiano de cada usuario, con cada una de sus experiencias, y a partir de esto realizar el salto de relacionarlo con un contexto social general.

Un hecho destacable dentro del proceso, y que es parte de los resultados positivos que se generan, pero que no se planifican, corresponde a que, a partir de la motivación desarrollada en una usuaria en particular, es que comenzó a buscar espacios organizados en su comunidad con el fin de encontrar apoyo para generar espacios de uso del tiempo libre en su barrio sin consumo de sustancias, que contenga espacios de difusión y prevención de la problemática. Es de esta forma que se ha relacionado con la organización vecinal de su territorio y con personas activas en su comunidad para organizar una primera actividad dentro de esta temática.

Lo anterior se refleja en la práctica cómo el hecho de valorar, descubrir y potenciar la capacidad de protagonistas de su propio tratamiento y de la construcción de la historia de sus propias comunidades, es que salen a la luz líderes de cambio como esta usuaria en particular.

Este hecho nos comunica también que la orientación y metodología aplicada beneficia procesos de autonomía, más que de dependencia en los usuarios.

Un claro ejemplo de concientización del sentido o para qué de este tipo de actividades, a través de este tipo de metodología es el siguiente escrito de una usuaria, Pamela Zuilt, quién accedió a participar de la sistematización de esta experiencia relatando su paso por las actividades de Terapia Ocupacional, además del Taller de Tiempo Libre:

"Antes de estar en mi primera terapia ocupacional, tenía los ojos cerrados frente a la idea de siquiera pensar en que yo podría tener la posibilidad de "hacer algo" por mis ideas, y la idea que quisiera tuviera el entorno de cómo es la vida de un adicto en recuperación, y su lucha por reinsertarse al mundo.

Soy una persona muy ignorante de muchas cosas en mi interior y en mi exterior, pero es debido a las terapias individuales y grupales con Marjorie, en este momento mi Terapeuta Ocupacional, que de a poco, pero desde el primer momento abriendo cada vez más los ojos y confiando que a pesar de tener conflictos internos complicados sentí ganas de avanzar y creí que se pueden movilizar energías con la sola idea de ocuparse en algo.

Gracias a este sentimiento de motivación que despertó en mí las terapias ocupacionales en sus distintas facetas como sencillamente discutir algún tema cotidiano en el espacio de Tiempo Libre en el cual de donde discutir y hablar pasamos a hacer y es donde nace el Boletín del COSAM de Quinta Normal.

Me he propuesto no tan sólo cambiar mi estilo de vida en el sentido de no consumir drogas o alcohol, o de no juntarme con quienes consumía o no ir a lugares donde sólo consumía, sino, que me surgió la inquietud de conocerme, de saber quién soy, de crear de nuevo mi autoestima, de cambiar desde lo más profundo de mi ser. Y todo por la motivación de ocupar mis ganas, ocupar mi tiempo, ocupar mi energía, ocupar mi alegría y mi dolor también... ocupar."

Obstáculos y Desafíos asumidos

Los factores contextuales que han dificultado el proceso, principalmente son:

a) La escasa y en ocasiones nula conciencia a nivel de políticas comunales, regionales y nacionales acerca de la importancia de las ocupaciones de tiempo libre como herramienta de prevención en la población en general y de recuperación en el proceso de tratamiento de las personas que se esfuerzan por dejar atrás el abuso y la dependencia de sustancias y sus lamentables consecuencias a nivel biopsicosocial. Esta situación tendía a generar un tanto de frustración en una primera instancia en los usuarios del taller, al darse cuenta del inmenso trabajo que significaría luchar por abrir este tipo de espacios en la comunidad.

b) Lamentablemente debido al factor anterior, es que en la actualidad son escasos los espacios de desempeño de ocupaciones de tiempo libre si consumo, los que existen no explicitan objetivos preventivos ni de recuperación, que es el contenido y valoración que los usuarios buscan que se coloque en el ámbito de lo público, a nivel de la comunidad.

c) Los mismos usuarios identifican como barrera el bajo nivel socio-económico al que pertenecen, lo cual genera una gran limitación a la hora de poder explorar y experimentar ocupaciones de tiempo libre. Además la institución tampoco cuenta con los recursos necesarios como para suplir esta carencia y permitir que se realicen estos procesos.

Los principales factores contextuales que favorecieron el proceso son:

d) La abierta disposición de los usuarios fue un factor sin el cual el proceso no hubiese comenzado y continuado, esto permitió que los usuarios valoraran el espacio de terapia grupal de tiempo libre y lograran superar el prejuicio inicial de que el taller de tiempo libre era el espacio para hacer "nada" o para que cada uno hiciera lo que quisiera.

e) Esencial también fue la valoración y apoyo de los otros profesionales del equipo de tratamiento de la institución, que en conjunto permitieron que se destinara un espacio grupal especial para el uso del tiempo libre, comprendiendo la necesidad de que se desarrollara este espacio. Así mismo, ha sido fundamental el apoyo del equipo de tratamiento en las diversas actividades que durante el Taller de Tiempo Libre se han desarrollado, caracterizándose como sujetos también facilitadores de este proceso.

El área de Tiempo Libre y sus ocupaciones, resulta ser un tema que actualmente no está sobre la mesa en tanto políticas públicas en nuestro país, refiriéndome en lo que respecta a la reflexión de cómo usamos nuestro tiempo libre como sociedad en general y de cómo puede convertirse en una herramienta de generación de procesos de salud individual y comunitaria.

Este tema tampoco se encuentra sobre la mesa en tanto sujetos que generamos sociedad, debido a que aún esta área de desempeño está cargada de prejuicios que sub-valoran la importancia de su desempeño. En un tipo de sociedad donde el desempeño laboral consume la mayoría de las horas del día y de las semanas, el tiempo libre pasa deformarse como concepción, lo cual para algunos resulta una pérdida de tiempo, para otros un espacio para descansar y recuperar las energías para volver a trabajar, para otros un pequeño espacio que hay que aprovechar al máximo posible y de forma rápida, facilitando estas exigencias con el consumo de sustancias, entre muchas otras posibilidades.

Cargados con estos y otros prejuicios partieron los usuarios del Programa de Alcohol y Drogas del COSAM de Quinta Normal en el inicio del Taller de Tiempo Libre, mencionando que el tiempo libre era como un espacio de "recreo" dentro de las otras actividades terapéuticas, donde ellos podrían hacer lo que quisiesen.

En esta situación inicial comienza este proyecto de resignificar los espacios de tiempo libre, y de convertirlos en la práctica como terapéuticos, tanto a nivel de procesos individuales, así como también a nivel de herramienta de salud comunitaria.

Importante es destacar que el grupo participante y sus experiencias fueron el eje central que permitieron estabilizar y darle sentido a las actividades realizadas, a través de la mayor participación posible, a través de ejercicios de democracia, de la validación de las propias opiniones y vivencias, del ejercicio de la reflexión y discusión, de la convivencia y el respeto por el otro, de potenciar las pro-actividades, etc. Es en este espacio donde el terapeuta ocupacional adopta un rol de facilitador, orientador, contenedor, provocador, problematizador y movilizador, que pretende abrir espacios para el desarrollo de autonomías transformadoras, que no sólo generen cambios en rutinas individuales, sino también en los más abiertos espacios de la comunidad, donde los participantes de observan a través de la práctica como sujetos activos, generadores de cambio, válidos y útiles en sus territorios, y es en este sentido cuando el terapeuta ocupacional pasa también a tener un rol político, y la terapia ocupacional de la misma forma se convierte en una práctica política.

Lecciones aprendidas

En este trabajo que aún se encuentra en desarrollo, es importante seguir sistematizando la experiencia, por el momento es tal como se registra y comparte una parte el proceso, principalmente el de concientización y empoderamiento de los usuarios, igualmente enriquecedor e importante para generar cambios, es la sistematización de lo vivenciado, en el que se realizan las acciones y sus resultados. Es un aporte en el área de las ocupaciones de tiempo libre y su relevancia dentro de procesos de salud-enfermedad como herramienta de prevención, tratamiento e integración social.

Importante es destacar también el aprendizaje y aporte en cuanto al análisis de las características actuales del tiempo libre, en relación a la forma en cómo el trabajo se desempeña actualmente según las necesidades de producción de la economía actual, un trabajo que cada vez más es el responsable del deterioro de la salud mental de la población, y que el tiempo libre, que se obtiene después de realizar de este trabajo, se caracteriza por evitar lo más rápido posible la fatiga y desgaste de las exigencias del desempeño laboral, acompañándose muchas veces por el consumo de sustancias, o el consumo de productos en el mercado, el proceso de escapar del trabajo es rápido porque el tiempo libre es bastante disminuido. Finalmente el problema del uso del tiempo libre habla directamente del problema del mundo del trabajo.

Es a partir de esta realidad que el lente de la adaptación activa y pasiva, propuesta por Pichón-*Rivière* fue clave en el proceso, así como también las orientaciones metodológicas de Freire, orientaciones que finalmente generaron movimiento, acción. Dando a conocer a través de la experiencia, que el descubrir el sujeto activo en cada usuario comenzó a abrir el espacio para la generación de iniciativas de cambio.

El hecho de valorar las cotidianeidades de cada participante fue también clave para que los usuarios identificaran la problemática a nivel particular y general en la sociedad. Es así que la teoría no se tuvo que adaptar a la experiencia de casa usuario, sino que a partir de la práctica los usuarios construyeron también conocimiento y fortalecieron los supuestos ya escritos.

Y sí, bastante grado de dificultad significa acoger este tipo de enfoques críticos, participativos, experienciales, horizontales y generadores de poder, debido a que la educación clásica y formal de nuestros tiempos nos enseña que los estudiantes son receptores, que los pacientes son pasivos, moldeando conductas conformistas que superponen el lugar del profesor o profesional en un lugar de autoridad de la verdad, porque "son los que saben". Pero esta situación no es algo irremediable ni inmutable, y lo comprueba el proceso ya bien descrito en las páginas anteriores.

Esta experiencia, centralizada en un grupo de usuarios que tienen el factor común de encontrarse en un proceso de tratamiento de sus adicciones, por supuesto es ejecutable también para otro tipo de población o en conjunto con otro tipo de población que vivencie la problemática del tiempo libre como trabajadores, como estudiantes adolescentes que se están formando en este ámbito, como dueñas de casa absortas por el trabajo doméstico o adultos mayores jubilados que gozan de gran cantidad de tiempo libre, etc.

El hecho de ampliar el espectro de la comunidad en este tipo de intervención, nos permite no exclusivizar ni reducir el problema del tiempo libre como tema del abuso o dependencia de alcohol y drogas, sino transversalizar la problemática con el fin de utilizar esta área del desempeño como una herramienta de prevención, desde la necesidad de mejorar la calidad de vida a través de un uso saludable del tiempo libre, pero sin perder de vista que finalmente una forma de trabajo saludable y no enajenador permitirá que nuestro tiempo libre se convierta en nuestra riqueza a la hora de hablar de satisfacción, creatividad y autorealización.

Bibliografía

1. Asociación Americana de Terapia Ocupacional. *Marco de Trabajo para la Práctica de la Terapia Ocupacional: dominio y proceso*. Versión traducida y adaptada al español realizada por Comité de Ciencia de la Ocupación, Escuela de Terapia Ocupacional, Universidad de Chile. 2006; Santiago de Chile.

2. Izquierdo, J. *"El tiempo libre y las nuevas ocupaciones sociales"*. La Factoría 1997 3. Recuperado el 13 de Mayo de 2010 **http://www.lafactoriaweb.com/articulos**

3. Pérez, C. *Proposición de un Marxismo Hegeliano.(1ª ed.)*. 2008 Chile, Santiago. Editorial ARCIS.

4. Freire P. *Pedagogía del Oprimido*. 3ª ed. 2008, Buenos Aires. Argentina Siglo XXI Editores.

5. Pichón-*Riviére*, E. *El Proceso Grupal. Del Psicoanálisis a la Psicología Social*. 2001 Argentina, Buenos Aires. Ediciones Nueva Visión.

6. *Galeano E. Patas Arriba: la escuela del mundo al revés*. 7ª ed. 2004 México: Siglo XXI Editores.

7. Consejo Nacional para el Control de Estupefacientes, CONACE. *Octavo Estudio Nacional de Drogas en Población de Chile*. 2009. Santiago, Chile.

8. Echeverría A. *Representaciones Sociales de las Drogas de Jóvenes Urbano Populares en Proceso de Rehabilitación en Comunidad Terapéutica*. Tesis, Universidad de Chile, Escuela de Ciencias Sociales, Carrera de Psicología. 2004.

9. Gómez, R. A. *Drogas y Control Social*. 1ª ed. 2007. Argentina, Córdoba. Editorial Brujas.

10. Pérez, A. *Cocaína y Pasta Base, el Negocio de la Dictadura*. Agencia Latinoamericana de Información. 2009 Recuperado Junio 06, 2010 de **http://alainet.org/active/29558&lang=es**

4. Reto y Oportunidad en Terapia Ocupacional: La identificación y puesta en marcha del primer Centro de Terapia Ocupacional en Burkina Faso (África del Oeste)

TO Inmaculada Zango Martín
Personal Docente Investigador en la Universidad Católica San Antonio (Murcia). Coordinadora del Centro de Terapia Ocupacional para la promoción de la salud mental en Houndé (Burkina Faso).

> *Dedicado a Baba Abou Bakary Ouattara,*
> *Quién me enseñó lo que no se ve de Burkina Faso.*
> *De quién aprendí que la vida es más sencilla de lo que parece.*
> *Con quién compartí uno de los sueños más importantes de mi vida.*

Introducción

La identificación del primer Centro de Terapia Ocupacional (C.T.O.) para la promoción de la salud mental en Houndé, Burkina Faso, comenzó en el año 2006 gracias al desarrollo de una investigación en la misma localidad sobre el impacto del VIH-SIDA en el desempeño ocupacional de mujeres afectadas por esta pandemia. Esta investigación se llevó a cabo gracias a una beca de la Fundación Castellano-manchega de cooperación internacional y con el apoyo de la Organización No Gubernamental para el Desarrollo (ONGD) *Medicus Mundi* Castilla-La Mancha, con sede permanente en Burkina Faso, y la asociación local REVS+. En el año 2009 esta investigación obtuvo el III premio Rosa María Calaf de investigación social (1).

En el desarrollo de esta investigación cualitativa se constató, gracias a las narrativas de las mujeres implicadas, el impacto de esta pandemia en el desempeño ocupacional de las mujeres debido no sólo a la afectación física sino a la sintomatología psicológica y social de ésta.

Por otro lado, esta investigación permitió evidenciar las dificultades expresadas por las participantes para dar continuidad al tratamiento médico así como, los obstáculos en el desempeño ocupacional ya que una gran parte de las mujeres requerían tratamiento psicológico.

En relación a esto, es importante señalar la falta de recursos asistenciales en el área de salud mental del Distrito Sanitario de Houndé (DSH) para realizar un seguimiento y una intervención integral. Debido a la falta de recursos humanos y asistenciales en las Unidades de Cuidados Psiquiátricos (USP) del país, el tratamiento ofrecido por el enfermero especialista en salud mental de cada distrito sanitario, responsable de la gestión de esta unidad, está centrado casi exclusivamente en la prescripción del tratamiento médico.

En estos contextos las condiciones de vida de las personas con enfermedad mental están vinculadas a situaciones de pobreza, marginación, falta de apoyo social y el estigma. Es la familia la que asume, en la mayor parte de los casos, los costes derivados de la medicación y el tratamiento (incluidos los desplazamientos al distrito sanitario correspondiente dado que gran parte de la población reside en el área rural en dónde no hay Unidades de Cuidados Psiquiátricos ni una farmacia que tenga disponible este tipo de medicamentos) con lo que esto conlleva.

Es importante señalar, que en muchos casos es en el núcleo familiar en el que surgen los conflictos que desencadenan la problemática de salud mental de modo que algunas personas afectadas por la enfermedad mental no cuentan con este apoyo económico que les permita asistir a las citas médicas o continuar el tratamiento médico. La falta de recursos humanos y materiales señalados anteriormente dificulta un abordaje familiar que mejore la compresión de la sintomatología y el manejo de ciertas situaciones.

Entre los factores que favorecieron la identificación del proyecto fue determinante el hecho de que el presidente de la asociación de apoyo a las personas con VIH-SIDA, REVS+ Houndé, en la que se realizaba la investigación sobre el análisis del desempeño ocupacional de las mujeres afectadas por el VIH-SIDA, era al mismo tiempo el enfermero especialista en salud mental del distrito sanitario de la misma localidad. Esta situación permitió contrastar la información recogida durante la investigación e indagar sobre las dificultades de las personas con enfermedad mental para continuar el tratamiento médico. Además entre los resultados de dicha investigación se evidenciaron situaciones de privación ocupacional y desequilibrio ocupacional vinculadas a la doble estigmatización, VIH-SIDA y enfermedad mental, y cómo es determinante en la salud mental de las personas.

Teniendo en cuenta las aportaciones realizadas por el enfermero especialista en salud mental del Distrito Sanitario de Houndé y considerando las aportaciones que la terapia ocupacional podría aportar ante la situación vivida por las personas que acudían a la USP de Houndé se utilizaron diferentes técnicas para realizar la identificación del proyecto. Para ello se contactó tanto con las personas afectadas como con sus familias, con los líderes de la comunidad (jefes religiosos, jefes de tierra, líderes tradicionales) el alcalde de Houndé, el director del DSH, el director del Ministerio de la Acción Social y solidaridad nacional de Houndé, el alto comisario y los presidentes de las asociaciones locales más representativas en la región.

Asimismo, se realizaron estancias en los dos centros psiquiátricos más relevantes del país ubicado en las dos ciudades más destacadas, Ouagadougou y Bobo-Dioulasso. Esta visita tuvo como objetivo conocer la opinión con respecto al proyecto del Centro de Terapia Ocupacional para la promoción de la salud mental (C.T.O.) de los psiquiatras que se ubican en estos recursos. Además, se comenzaron a buscar referencias de terapia ocupacional en el área de salud mental en África encontrando gran parte de la documentación en Sudáfrica y otros países africanos como Tanzania.

En este sentido, tanto el proceso de identificación como puesta en funcionamiento del C.T.O. fue y sigue siendo un reto y una oportunidad en el desarrollo de la disciplina de terapia ocupacional.

Antecedentes y Propuesta teórica

Los fundamentos teóricos en los que se sustentó la experiencia provienen del ámbito de la salud comunitaria considerando las directrices de la Organización Mundial de la Salud (OMS), conceptos propios del ámbito de la cooperación internacional para el desarrollo, marco en el que se desarrolla este proyecto así como fundamentos teóricos de la terapia ocupacional y de la antropología de la medicina.

Entre los fundamentos teóricos de terapia ocupacional en los que se sustentó la experiencia destacan las aportaciones realizadas por *Wilcock* (2) en su obra "Una perspectiva ocupacional de la salud" en la que se hace alusión al vínculo existente entre la salud y la ocupación así como aspectos referidos a la prevención, la promoción y el desarrollo comunitario a través de la ocupación.

Junto a lo anterior, se consideró el "Marco de trabajo: competencia y proceso" realizado por la Asociación Americana de Terapia Ocupacional (3). De igual modo, se tuvieron en cuenta las aportaciones realizadas por *Iwama* (4, 5, 6) en relación a la revisión crítica de los postulados teóricos en la terapia ocupacional y el impacto de la cultura en la ocupación, teoría desarrollada por este autor. Asimismo se revisaron los fundamentos teóricos desarrollado por *Whiteford* y *Wright-St Clair* (7). Además de conceptos como justicia ocupacional, equilibrio ocupacional y desarrollo ocupacional (8, 9, 10).

Sin embargo, debido a las múltiples dificultades surgidas en relación a los fundamentos conceptuales es importante señalar que éstos fueron cuestionados y adaptados a la terminología del contexto. Esto facilitó el intercambio con el equipo del C.T.O. para determinar el nombre de las áreas ocupacionales y analizar qué aspectos desarrollados en los fundamentos teóricos son relevantes en contextos como Burkina Faso.

Puesto que una parte del proyecto de cooperación internacional para el desarrollo tenía como objetivo la formación teórico-práctica de terapia ocupacional, se realizó un dossier con aquellos postulados teóricos considerados relevantes en la formación ajustándose a cada uno de los perfiles a los que iba dirigido. Esta formación se realizó con el personal del C.T.O., con los maestros de los talleres ocupacionales, pertenecientes cada uno a una asociación local de Houndé, y con la asociación de curanderos tradicionales. Por otro lado, se llevaron a cabo sesiones de formación y sensibilización en el DSH destinadas a los responsables de las USP de los distintos distritos sanitarios del país.

Además, se tuvieron en consideración fundamentos teóricos básicos desarrollados en el área de antropología de la salud y antropología del desarrollo.

Motivación

Entre los problemas que motivaron la intervención destaca la identificación de la dificultad, tanto por falta de estructura física como por el tipo de intervención para el que está formado el personal sanitario, para el seguimiento de las personas que acuden a la USP del Distrito Sanitario de Houndé. Según el enfermero especialista en salud mental, responsable de la unidad del distrito sanitario de Houndé, el perfil de las personas que acudían a consulta son en gran parte varones de edades comprendidas entre los 20 y 35 años. Debido a la escasez de recursos humanos y materiales sólo se realiza una intervención focalizada en la sintomatología y no en un enfoque global centrado en la persona y la comunidad, con las implicaciones que a todos los niveles tiene la enfermedad mental en el desempeño ocupacional de la persona. Si no se realiza una adecuada intervención con la persona y su familia en su comunidad la posibilidad de recaída es frecuente, tanto por falta de seguimiento de la medicación como por falta de una intervención complementaria. Por consiguiente, estas recaídas determinan un peor pronóstico.

Si bien desde el Ministerio de Salud de Burkina Faso la salud mental no es una prioridad, es relevante el impacto que esta problemática comienza a tener en este país y en países similares. La enfermedad mental se vincula estrechamente con enfermedades crónicas como el SIDA o el cáncer con graves repercusiones en la población en general. Según estimaciones de la Organización Mundial de la Salud, en el año 2006 había más de 450 millones de personas que sufrían una enfermedad mental en el mundo. Otra de las consecuencias de los trastornos mentales, es su comorbilidad con patologías físicas.

Se ha puesto de manifiesto a través de varios estudios que las personas afectadas por la enfermedad mental son más vulnerables a comportamientos de riesgos para su salud y tienen más dificultades para seguir el tratamiento médico en caso de padecer una enfermedad asociada según afirma la OMS (2006). Además, este organismo asevera la vinculación entre este tipo de enfermedades y la pobreza haciendo alusión a las repercusiones sociales y económicas que las enfermedades mentales tienen sobre la comunidad son relevantes.

En este sentido, destaca por ejemplo la situación de muchas personas atendidas en la asociación REVS+ Houndé en la que gran parte de las personas afectadas por el VIH-SIDA en Houndé presentaban sintomatología psiquiátrica que en ocasiones, según los datos del estudio cualitativo realizado con las mujeres, tenían repercusiones más limitantes en el pronóstico de la enfermedad. Por consiguiente, ante la falta de personal especializado en ofrecer una terapia complementaria a la terapia médica que realizara una intervención global tanto en la personas y tuviera impacto en la comunidad y la falta de una estructura física en la que poder realizar esta intervención se propuso la creación de un Centro de Terapia Ocupacional para la promoción de la salud mental. Este centro surge con el objetivo de dar cobertura a las necesidades de aquellas personas que presentan dificultades en el desempeño ocupacional como causa y/o consecuencia de su enfermedad mental.

Participantes

En la identificación del problema participaron varios actores relevantes que permanecieron a lo largo de todo el proceso de ejecución del proyecto. Entre los actores que participaron en la identificación y puesta en marcha del C.T.O. fueron de gran ayuda las aportaciones y el rol ejercido por el enfermero especialista en salud mental del distrito de Houndé, *Baba Abou Bakary Ouattara*, ya que disponía de la información necesaria para poder justificar las dimensiones de esta problemática y poder presentar el proyecto a la ONGD. Fue fundamental que esta persona, clave en todo el proceso, hubiera realizado diferentes proyectos de cooperación con esta ONGD con la asociación local REVS+

Houndé, por lo que facilitó gran parte de los trámites necesarios para comenzar a darle forma a dicho proyecto. En adición, también resultó un facilitador que la terapeuta ocupacional que realizaba la investigación hubiera tenido otras experiencias en el ámbito de la cooperación internacional para el desarrollo y más específicamente en el ámbito de la formulación de proyectos.

Además otros actores claves en el proceso de identificación y construcción del problema fueron: el director del Ministerio de la acción social y la solidaridad nacional de la comuna de Houndé, el alcalde de Houndé, el personal expatriado de la ONGD y el personal de la sede de esta entidad que son muy respetados en la comunidad por los diferentes proyectos de apoyo que han realizado en la región desde su ubicación en la localidad desde el año 1993. Además, otros actores relevantes fueron los responsables de las diferentes asociaciones locales como son la OFACOM (Asociación de artesanos de la provincia de Tuy), la asociación Sababougnouma (Asociación de curanderos tradicionales de la región de Tuy) y REVS+ (Asociación de apoyo a las personas afectadas por el VIH-SIDA en la provincia de Tuy).

Sin embargo, las aportaciones más significativas para la construcción del problema fueron aportadas tanto por las personas que participaron en la investigación cualitativa sobre el análisis del desempeño ocupacional de las mujeres afectadas por VIH-SIDA a la que se hizo referencia con anterioridad (1), así como las sugerencias y necesidades planteadas por los familiares y personas afectadas por la enfermedad mental en los diferentes encuentros que se produjeron a lo largo de la identificación de dicho proyecto.

Identificación del Problema

Tras el análisis de los datos facilitados por el enfermero responsable de la USP de Houndé el incremento del número de personas tratadas en la unidad es alarmante ya que la aparición de la enfermedad mental es cada vez en edades más tempranas y con un peor pronóstico por las recaídas. La enfermedad mental afecta a la familia de manera directa así como a la comunidad en su conjunto con graves repercusiones sociales y económicas. Es importante que tengamos en cuenta cómo los problemas de salud en contextos como en el que nos ubicamos no se conciben como problemas del individuo sino como problemas de toda la comunidad. Además es importante recordar que la enfermedad mental está vinculada a creencias y prácticas tradicionales en las que se ve inmersa toda la familia. En ocasiones algunas de estas prácticas tienen graves repercusiones de salud para el afectado.

Así, se considera un problema emergente debido a que se ha evidenciado, y así lo afirman los datos de la OMS, la comorbilidad existente entre la enfermedad mental y otro tipo de enfermedades crónicas como pueden ser el VIH-SIDA o el cáncer, como un factor de riesgo para la salud.

Para ello se realiza una reunión entre las diferentes contrapartes locales necesarias para la implementación de este proyecto y se plantea la problemática en un posterior encuentro conjunto con el personal expatriado.

Si bien tanto el alcalde de Houndé como el responsable del Ministerio de la acción social y la solidaridad nacional valoran muy positivamente el proyecto, el responsable del DSH no adopta una postura muy favorable argumentando que hay otras prioridades en el distrito más urgentes que la problemática de salud mental. En la identificación del proyecto los diferentes actores estuvieron de acuerdo en ubicar el C.T.O. fuera del recinto del DSH pues así se evitarían diferentes situaciones ligadas a la institucionalización y facilitaría la presencia en la comunidad de estas personas con lo que ello implica en este proceso.

Sin embargo, el responsable del distrito sanitario no estaba de acuerdo con la ubicación del C.T.O. fuera del terreno del DSH, argumentando que si el C.T.O. pertenece al distrito sanitario este tendría que estar dentro del recinto hospitalario adoptando así un enfoque muy reduccionista del concepto de salud.

Tras varias sesiones de encuentro entre las contrapartes y el personal expatriado se procede a la formulación del proyecto de construcción y puesta en marcha del Centro de Terapia Ocupacional para la promoción de la salud mental en Houndé. Como el coste económico de este proyecto es elevado se plantea presentarlo en dos convocatorias diferentes de modo que puedan realizarse todas las actividades planteadas. Ambos proyectos son aprobados y ejecutados según las líneas de cooperación establecidas por los financiadores y la ONGD. La identificación de nuevas situaciones no contempladas en estos proyectos se decide presentar un tercer proyecto para solventar dichas carencias. De modo que un total de tres proyectos de cooperación (desde el 2007 hasta el 2010) fueron necesarios para llevar a cabo la construcción y puesta en marcha el C.T.O.

En la identificación se puso de manifiesto la necesidad de construir un espacio residencial para alojar a aquellas personas que provenían de las comunidades rurales o bien de otras regiones así como, la posibilidad de disponer de un espacio lo suficientemente extenso que permitiera llevar a cabo actividades culturalmente significativas como son la agricultura y la ganadería.

Se consideró importante realizar durante el proyecto una formación tanto del personal local que fuera derivado a dicho centro como de aquellos enfermeros especialistas en salud mental que están en las USP en las diferentes regiones del país de manera que conocieran el funcionamiento del C.T.O. y el procedimiento necesario para derivar a las personas con enfermedad mental que requirieran intervención de terapia ocupacional. Se determinó fundamental establecer desde el inicio del proyecto un vínculo de estrecha colaboración con la asociación de curanderos tradicionales de la región ya que este tipo de enfermedades son principalmente consultadas en el ámbito de la medicina tradicional antes de acudir al distrito sanitario. Es habitual que las personas afectadas por estas u otras enfermedades ligadas a creencias relativas a la magia o a la ofensa de los ancestros se sigan en tratamientos paralelos de medicina formal y tradicional.

Debido al límite presupuestario de las entidades a las que se solicitaba el proyecto y la pertinencia de las diferentes actividades propuestas la terapeuta ocupacional coordinadora de proyecto fue al mismo tiempo la responsable de la formación en materia de terapia ocupacional de cada uno de los actores implicados en el proceso así como de las tareas derivadas del área de coordinación.

Los actores que participaron en la solución del problema son los mismos que participaron en la identificación de este. En este sentido, es importante señalar que el responsable del Distrito Sanitario de Houndé no mostró, en parte por el desacuerdo en la ubicación del C.T.O. señalado con anterioridad, una actitud completamente favorable para la realización de este proyecto. Este posicionamiento personal y profesional ha determinado la difícil solución de algunos de los problemas surgidos en el desarrollo del mismo así como, una escasa participación del DSH en la resolución de algunos de ellos. Otros de los actores que participaron en la solución del problema fueron: El Ministerio de la acción social y la solidaridad nacional, el ayuntamiento de Houndé, la ONGD así como, las diferentes asociaciones locales con diferentes contribuciones. Cada una de las contrapartes locales realizó una aportación para hacer posible la puesta en marcha de este proyecto. Estas aportaciones fueron especificadas en el protocolo de acuerdo firmado por las diferentes contrapartes antes de comenzar la implementación del Centro de Terapia Ocupacional. Así, el Distrito Sanitario de Houndé se comprometió a aportar los gastos derivados del personal sanitario necesario para el funcionamiento del centro, el pago de la persona de seguridad, el coste de la electricidad y el agua así como el material de las salas de tratamiento.

Por otro lado, el Ministerio de la acción social y la solidaridad nacional contribuyó con la derivación al C.T.O. de un trabajador social a media jornada. El Ayuntamiento de Houndé contribuyó con la cesión del terreno en el que se construyó el C.T.O. y las asociaciones locales contribuyeron con diferentes acuerdos y cesiones.

La Comunidad Intervenida

Características (análisis histórico social)

La comunidad en la que se ubica el proyecto del Centro de Terapia Ocupacional para la promoción de la salud mental es Houndé. Esta comunidad está ubicada en la región de Tuy en la provincia de Hauts-Bassins, situada en el sudoeste de Burkina Faso. Algunos datos relevantes del país y de la comunidad en la que su ubica el proyecto son:

Perfil geográfico

Burkina Faso, previamente país denominado Alto Volta, es un país situado en el corazón de África del oeste. Tiene una superficie de 274.200 km². Está limitado al norte y al oeste por la República de Mali, al este por la República de Níger y al sur por Costa de Marfil, Ghana, Togo y Benín.

La provincia de Tuy forma junto con las provincias de Houet y de Kénédougou la región de Hauts-Bassins. Está compuesta por siete departamentos, 99 pueblos y una comuna urbana (Houndé). El clima es de tipo sudanés, caracterizado por dos grandes estaciones: húmeda (de abril a octubre) y seca (de noviembre a marzo). La pluviosidad es importante, aunque ha experimentado una bajada en los últimos años, lo que ha perjudicado el sector agrícola del cual dependen el 85% de la población.

Perfil demográfico

Según las últimas estadísticas realizadas en el 2005 la población del país es de 12.880.980 habitantes. En la capital, Ouagadougou, hay cerca de 700.000 habitantes. La segunda ciudad más importante, Bobo-Dioulasso, cuenta con unos 300.000 habitantes. En 2004 la población de la provincia de Tuy se estimó en 222.953 habitantes, con una densidad de 44 habitantes por km². En el municipio de Houndé, según las fuentes más actualizadas, encontramos una población de unos 40.000 habitantes.

La etnia autóctona de la provincia de Tuy son los Bwabá, pero también encontramos porcentajes importantes de Pougoulis, Dagara, Mossis, Peulhs, Marka, Samo y Gourounsi.

El idioma oficial del país es el francés. Las lenguas autóctonas que encontramos en la región son el dioulá, el mooré y el bwamu, entre otras. El islam es la religión más practicada (53,30% de la población), seguida del animismo (34,5%), y del cristianismo (católicos y protestantes, 11,79%).

Perfil económico

Burkina Faso forma parte de los países más pobres del mundo. El PIB por habitante fue estimado de 228 dólares US en el 2000. Según los datos de Naciones Unidas en el año 2009 más del 45% de la población vivía bajo el umbral de la pobreza. La agricultura es la principal actividad económica de la provincia. La producción está dominada por los cultivos de algodón, maíz, arroz, mijo y sorgo. El municipio de Houndé constituye una zona importante de comercio y de intercambio de productos agrícolas. La ganadería también es una práctica importante gestionada sobre todo por la etnia peulh. Encontramos grandes porcentajes de vacas, ovejas, cabras, cerdos y gallinas, en ese orden. La provincia cuenta con algunas unidades industriales como la SOFITEX (fábricas de engranaje de algodón) y la CITEC (fábrica de aceites).

Perfil sociocultural

La situación sociocultural de Burkina Faso está marcada por una débil tasa de alfabetización y escolarización, sobre todo del género femenino. La existencia de un mosaico de etnias permite una mezcla cultural importante. La poligamia es una práctica muy extendida en todo el país. En la provincia de Tuy 40% de las mujeres casadas conviven con una, dos o tres coesposas.

En la etnia Bwabá, autóctona de la zona de Houndé, encontramos una sociedad organizada alrededor de los linajes. El linaje instalado desde hace más tiempo es el que se considera con mayor importancia, y en el que se elige el jefe de tierra. La mujer Bwabá no tiene derecho a una propiedad. Además las mujeres están muy poco representadas a nivel del consejo municipal. Una de las principales fuente de ingresos de la mujer bwabá es la realización de dolo o cerveza tradicional de mijo.

En cuanto a la educación, en nuestra zona de estudio la tasa de escolarización de chicas apenas sobrepasa el 25% frente al 43% de los chicos.

<u>Perfil sanitario</u>

La situación sanitaria de Burkina Faso se caracteriza por una mortalidad general elevada debido a las enfermedades endémicas. Estas enfermedades (meningitis cerebroespinal, rubéola, paludismo) se ven favorecidas por un medio ambiente físico hostil, la pobreza, el analfabetismo y una débil cobertura sanitaria. Las enfermedades transmisibles constituyen una verdadera preocupación a causa de su gravedad y su potencial epidémico. El SIDA sigue teniendo, pese a los esfuerzos de sensibilización, una fuerte progresión (la tasa de seroprevalencia ha pasado de un 7% a un 10% en menos de diez años). Sobre el plan nutricional, la población burkinesa sufre carencias múltiples. Un estudio realizado en 2005 muestra que en la región de Hauts-Bassins un 28,9% de los niños de cinco años sufren de una insuficiencia ponderal, y un 43,1% de un retraso en el crecimiento o una desnutrición crónica. La mortalidad materna es una verdadera tragedia en Burkina Faso. El ratio de mortalidad materna es de 484 por 100.000 nacimientos vivos, uno de los más elevados del mundo. El número de abortos registrados es muy elevado debido a que las adolescentes se ven expuestas a embarazos no deseados.

Burkina Faso ha optado por promover la salud según una estrategia de atención de salud primaria. La adopción de la iniciativa de Bamako y las múltiples reformas realizadas tienen como finalidad hacer los servicios sanitarios accesibles a la población. Pese a estos esfuerzos, los objetivos de accesibilidad y de calidad de los servicios sanitarios quedan lejos de ser suficientes.

En relación a la situación en el área de la salud mental los datos oficiales, en el año 2000, muestran la escasez de personal que trabaja en esta área. Según estas fuentes el personal que trabaja en este sector se compone de:

- Siete médicos especialistas en psiquiatría repartidos entre los dos hospitales nacionales de Ouagadougou y Bobo-Dioulasso; es decir un psiquiatra por cada 1.619.201 habitantes.
- Dos psicólogos clínicos en los servicios de psiquiatría de Ouagadougou y de Bobo-Dioulasso.
- 42 enfermeros psiquiátricos repartidos en los servicios de psiquiatría de Ouagadougou y de Bobo-Dioulasso y en las USP (Unidad de Cuidados Psiquiátricos).
- Una educadora social.

Cada USP está bajo la responsabilidad de un enfermero especialista en salud mental. Además de este personal especializado encontramos otras categorías de agentes de salud trabajando en el medio psiquiátrico. Este recapitulativo pone en evidencia la insuficiencia cuantitativa y cualitativa notoria en personal en el área de salud mental.

El distrito sanitario de Houndé cuenta con veintitrés CSPS (Centro de Salud y Promoción Social), un CMA (Centro Médico Quirúrgico) y un único enfermero psiquiátrico.

Situación inicial

La situación precedente a la puesta en marcha del Centro de Terapia Ocupacional en materia de salud mental en el Distrito de Houndé se caracterizaba por una creciente demanda de los servicios dispensados por la USP y por las dificultades para hacer frente a esta demanda creciente. Según el último informe de salud mental realizado por el Ministerio de la Salud de Burkina Faso, en el ámbito de la salud mental en este país existe una falta de recursos humanos y materiales destinados a paliar la demanda creciente de la problemática de salud mental. En el caso del distrito sanitario de Houndé, existe una UPS creada en el año 2000 y reestructurada en el año 2006 con apoyo de la misma ONGD responsable de la puesta en marcha del C.T.O. Antes de la puesta en marcha del C.T.O. en la región sólo había un enfermero especialista en salud mental para atender los casos derivados desde toda la región.

Según los datos en relación a la problemática de salud mental en Houndé destaca el incremento de los nuevos casos de personas con enfermedad mental desde el año 2000 hasta el 2006 produciéndose cambios en la edad de aparición, cada vez a edades más tempranas, con mayor número de recaídas y con una presencia destacable de comorbilidad con enfermedades como el VIH-SIDA y un mayor número de diagnósticos de patología dual.

El enfermero especialista en salud mental, por falta de psiquiatras en el país, diagnostica y prescribe medicación además de ser el responsable de hacer un seguimiento sin poder realizar un tratamiento complementario al tratamiento médico.

Así, en la mayoría de los casos los usuarios asisten a la USP en caso de presentarse una situación aguda o bien para la prescripción de medicación. No es posible realizar un abordaje integral explorando otros aspectos diferentes a la sintomatología ni hacer un abordaje familiar y comunitario que permita la integración social y palie los efectos del estigma tan presentes en las personas afectadas por enfermedades mentales.

Previamente a la construcción y puesta en marcha del C.T.O. en la comunidad de Houndé la enfermedad mental era percibida como un riesgo para la comunidad mostrando una actitud reticente frente a las personas afectadas por este tipo de patología lo que se identificó en las sesiones de identificación del proyecto por parte de algunos líderes locales. Por otro lado, las personas con enfermedad mental eran consideradas una lacra familiar y en muchos casos se las expulsaba de la familia, bien por los hechos cometidos en algún episodio agudo o bien por el coste que esto generaba a la familia, y algunos de ellos morían envenenados por la misma comunidad por miedo a que volvieran a tener algún otro episodio agudo. Según los actores implicados en la identificación del proyecto las personas con enfermedad mental no pueden contribuir a la sociedad porque no tienen capacidades para hacer nada productivo ni beneficioso para la comunidad a la que pertenecen.

Metodología de Abordaje

Para la exposición de los objetivos planteados y las actividades propuestas para su cumplimiento, estos se plantearán teniendo en cuenta los diferentes proyectos de cooperación internacional para el desarrollo que han sido presentados para la puesta en marcha del C.T.O. Los tres proyectos de cooperación han sido presentados a dos financiadores ajustándose la ONGD a los límites presupuestarios establecidos por cada uno de ellos pero con un objetivo común que era lograr la construcción y puesta en marcha del Centro de Terapia Ocupacional para la prevención de la salud mental en Burkina Faso.

Los objetivos y las actividades propuestas para lograrlos fueron los siguientes:

Dos proyectos presentados en el 2007-2008:

Construcción y puesta en marcha de un Centro de tratamiento de Terapia Ocupacional para enfermos mentales y formación del personal de dicho centro en Houndé, Burkina Faso.

Objetivo General:

- Mejora de la cobertura en Salud Mental en los Servicios de Salud Pública de la provincia de Tuy, Burkina Faso.

Objetivo Específico:

- Construcción y puesta en marcha de un centro de tratamiento de Terapia Ocupacional para enfermos mentales y formación del personal de dicho centro.

Actividades Realizadas:

- Actividad 1: Construcción según los planos.
- Actividad 2: Equipamiento.
- Actividad 3: Selección y contratación del personal.
- Actividad 4: Selección y contratación de la especialista en terapia ocupacional.
- Actividad 5: Desarrollo de la formación.
- Actividad 6: Inauguración y promoción del centro.
- Actividad 7: Creación de un Comité de Gestión y puesta en marcha de un fondo rotativo.
- Actividad 8: Puesta en marcha de los talleres de Terapia Ocupacional.
- Actividad 9: Derivación de pacientes desde la unidad de salud mental del CMA de Houndé.
- Actividad 10: Seguimiento y evaluación de las actividades.

Proyecto presentado en el 2009-2010:

Refuerzo de las prestaciones del Centro de Terapia Ocupacional para enfermos mentales de Houndé (Burkina Faso) a través del trabajo con familiares, la difusión y la promoción del centro, la formación de enfermeros especialistas en salud mental y la sensibilización de la población.

Objetivo General:

- Mejora de la cobertura socio profesional de los enfermos mentales de Burkina Faso.

Objetivo Específico:

- Refuerzo de las prestaciones del Centro de Terapia Ocupacional para enfermos mentales de Houndé (Burkina Faso) a través del trabajo con familiares, la difusión y la promoción del centro, la formación de enfermeros especialistas en salud mental y la sensibilización de la población.

Actividades Realizadas:

- Actividad 1: Construcción y puesta en marcha de una tienda para la exposición y venta de productos del centro de terapia ocupacional
- Actividad 2: Confección y distribución de un dossier publicitario de difusión de las actividades del centro de terapia ocupacional
- Actividad 3: Información sobre el CTO a través de artículos de prensa y programas de radio
- Actividad 4: Realización de un documental televisivo sobre el centro de terapia ocupacional
- Actividad 5: Creación y puesta en marcha de una unidad de promoción y difusión del centro de terapia ocupacional
- Actividad 6: Selección, contratación y desplazamiento de un terapeuta ocupacional
- Actividad 7: Preparación y organización de la formación sobre terapia ocupacional
- Actividad 8: Preparación y organización de la formación sobre terapia ocupacional
- Actividad 9: Formación de los enfermeros especialistas en salud mental en Terapia Ocupacional y registro, coordinación y derivación al C.T.O.
- Actividad 10: Instalación de una aplicación informática para el registro e información de usuarios. Formación del personal del CTO para su manejo.
- Actividad 11: Adquisición del nuevo material y refuerzo de las visitas a domicilio
- Actividad 12: Dotación de un fondo de ayuda para la compra de materias primas y apoyo a la reinserción laboral de los pacientes
- Actividad 13: Construcción de una granja y puesta en marcha de la actividad de crianza de animales
- Actividad 14: Salidas de sensibilización sobre la enfermedad mental en la provincia de Tuy
- Actividad 15: Seguimiento y evaluación de las actividades

Participación de la comunidad

La participación de la comunidad en este proyecto se fomenta desde la identificación del proyecto así como en las actividades que se realizan en su ejecución. Todas las actividades de construcción y compra de material se realizan en el seno de la misma comunidad de modo que el personal encargado de la realización de los planos a las actividades de construcción se gestiona con personal local del mismo modo, que la construcción del material necesario para poner en marcha cada una de las actividades.

Así, desde el C.T.O. se plantean diversas actividades que implican a la comunidad y que tienen un impacto directo en esta como son las jornadas de puertas abiertas del centro, las comidas comunitarias realizadas con motivo de celebración de diferentes eventos destacados en el C.T.O. o la organización de eventos en lugares comunitarios por parte de los usuarios del C.T.O. Así, el tipo de actividades desarrolladas en el C.T.O como ocupación terapéutica revierten en la comunidad ofreciendo diversos servicios como son la compra de materia prima en las asociaciones locales de la comunidad para la realización de los diferentes talleres o la venta de los productos realizados en estos. Además, parte del material que se realiza en los talleres se vende en la comunidad por los propios usuarios del centro por lo que favorece un intercambio activo con la comunidad.

También es significativa la construcción y puesta en marcha de una tienda en la que se exponen los productos realizados en el C.T.O. situada en la estación de autobuses de Houndé con el objetivo de visualizar las capacidades de las personas con enfermedad mental y tener un impacto en la comunidad que ayude a romper el estigma que estas personas afrontan en la cotidianidad. Además en esta tienda se venderán los productos realizados en el C.T.O. y otros para apoyar la sostenibilidad del centro.

Durante el desarrollo de la puesta en marcha del C.T.O. también se realizaron diversas emisiones de radio emitidas en varias ocasiones con el personal del C.T.O. y con la terapeuta ocupacional responsable del proyecto. También se realizaron publicaciones en prensa y comunicaciones orales en dos ediciones del Congreso Internacional de Psiquiatría de Ouagadougou en el año 2008 y 2010.

Se han llevado a cabo diversas comidas comunitarias organizadas por los usuarios del centro en las que han participado familiares y personas de la comunidad.

La comunidad ha participado de manera significativa con la creación y puesta en marcha de la asociación para la promoción de la salud mental en la región de Tuy denominada A.P.SA.M.T. Esta asociación está formada por personas afectadas por la enfermedad mental de la comunidad.

Metodología adoptada para definir el problema y la solución.

Entre la metodología adoptada para definir el problema y la solución se llevaron a cabo diferentes encuentros y grupos de discusión con los actores implicados en la identificación del proyecto. Por un lado, se realizaron grupos de discusión con las personas que según el enfermero especialista en salud mental de la USP del Distrito Sanitario de Houndé cumplían con el perfil requerido para poder optar a un tratamiento de terapia ocupacional. Se realizaron varios grupos de discusión con los familiares de las personas afectadas para que expusieran sus inquietudes e intereses así como sus dificultades. Por último, se realizó un grupo de discusión, dirigido por la terapeuta ocupacional y el enfermero responsable de la USP, de forma conjunta con familiares y personas afectadas.

Se visitaron diferentes unidades de salud mental del país para compartir con los enfermeros responsables inquietudes y sugerencias en relación a la terapia ocupacional para abordar la problemática de salud mental. Fue fundamental la estancia de varios días en la Unidad de salud mental de Yako en la que disponen de un lugar en el que los usuarios llevan a cabo diversas actividades como plantación de bananas o realización de cestería sin un abordaje terapéutico. En el dispositivo de Yako, lugar que está en el mismo distrito sanitario y separado del resto de recursos por una valla con rejas, las condiciones en la que se encuentran los usuarios distan mucho de un entorno terapéutico siendo más bien un entorno de contención.

El enfermero de la USP de Yako fue invitado para participar en uno de los grupos de discusión que se realizaron con los profesionales que gestionarían el centro para que asesorara sobre algunos aspectos que se desarrollan en su unidad y que podían ser de utilidad en el C.T.O. de Houndé.

Por otro lado, se realizaron diversas reuniones tanto con los psiquiatras responsables de las unidades de psiquiatría de los dos hospitales con mayor cobertura del país situados en Bobo Dioulasso y Ouagadougou.

Sin embargo, se tuvieron en cuenta los resultados del estudio cualitativo realizado al año previo a la ejecución del proyecto sobre el "Análisis del desempeño ocupacional de mujeres con VIH-SIDA en Houndé, Burkina Faso" ya que las afirmaciones de las mujeres frente a la problemática de salud mental planteada y la falta de abordaje complementario al tratamiento tanto del VIH-SIDA como de la patología de salud mental eran esclarecedoras para identificar diferentes situaciones y tener en consideración las diferentes soluciones que estas planteaban.

Estrategias de intervención y Técnicas

Las estrategias y técnicas de intervención utilizadas para la puesta en marcha del C.T.O. son las mismas que llevan a cabo diferentes entidades en la puesta en marcha de los proyectos de cooperación internacional para el desarrollo. De este modo, la estrategia de intervención fue la planteada por el Enfoque del Marco Lógico (EML) en el que se establecen los procedimientos o técnicas necesarias para conseguir el objetivo general del proyecto planteado. Así, el EML es una estrategia de planificación y gestión de los proyectos. En la matriz de planificación de cada uno de los proyectos se indicaron los resultados esperados, los indicadores objetivamente verificables, las fuentes de verificación así como las actividades propuestas para el logro de cada uno de los resultados esperados indicando su temporalidad de forma cronológica así como los fondos necesarios para su ejecución determinados en el presupuesto de cada proyecto.

En el proceso de ejecución de cada uno de los proyectos indicados fueron surgiendo modificaciones consideradas no sustanciales respecto a las actividades previstas indicadas anteriormente de manera que se fuera ajustando su desarrollo a las situaciones que se iban planteando en su ejecución.

Entre las actividades no previstas en la formulación del proyecto se encuentran:

- El análisis por parte de la terapeuta ocupacional de las diferentes ocupaciones seleccionadas para llevar a cabo en los talleres ocupacionales así como un análisis más exhaustivo de las áreas ocupacionales en el contexto de la intervención.
- La difusión del C.T.O. en los eventos relacionados con la salud mental debido a que no se era conocedor de estos en el momento de la planificación del proyecto. Así, se realizaron dos comunicaciones orales por parte de la terapeuta ocupacional tanto en las Jornadas interhospitalarias en salud mental en Bobo-Dioulasso (21-25 de enero 2008) así como una conferencia en el Congreso Internacional de psiquiatría celebrado en Ougadougou (3 al 6 de

marzo 2008). La participación en dichos eventos se consideró fundamental pues no existe la disciplina de terapia ocupacional en este país ni en los países vecinos.

- Análisis del desempeño ocupacional en el domicilio de algunas personas que iban a participar en los talleres ocupacionales de manera que se pudieran identificar necesidades y aspectos de relevancia cultural que fueran de interés para la construcción y puesta en marcha del C.T.O.

- La creación y puesta en marcha de una asociación para la promoción de la salud mental en la región de Tuy denominada *"Association pour la Promotion de la Santé Mentale au Tuy"* (A.P.SA.M.T.). En dicha asociación hay personas afectadas por la enfermedad mental en la junta directiva y se realizó un acompañamiento en el proceso de esta iniciativa surgida por las personas afectadas considerando esta actividad como fundamental por todas las implicaciones que esto conlleva. Esta actividad no supuso ningún coste económico y se considera determinante para la sostenibilidad del C.T.O.

Análisis de proceso y resultados

Resultados logrados de los propuestos originalmente;

Proyectos financiados en el 2007-2008, los resultados esperados fueron los siguientes:

- R.E.1.: El centro ha sido construido y equipado.
- R.E.2.: El personal del centro ha sido seleccionado y contratado.
- R.E.3.: El personal del centro ha sido formado.
- R.E.4.: El centro funciona de forma autónoma.

De estos resultados esperados se consiguieron todos los resultados propuestos originariamente excepto el resultado referido a la autonomía del centro pues surgieron diferentes inconvenientes que obstaculizaron el cumplimiento de dicho resultado y que se expondrán a continuación. Entre los obstáculos identificados para el funcionamiento autónomo del C.T.O. destaca que las cotizaciones de los usuarios del recurso y la venta de los productos realizados en los diferentes talleres ocupacionales son insuficientes para afrontar los gastos que se derivan de la manutención de los usuarios en dicho centro. Este inconveniente ha generado por un lado una mayor implicación de los responsables locales, algo que se valora muy positivo, así como el apoyo de entidades de terapia ocupacional españolas como son las diferentes asociaciones nacionales con diferentes aportaciones realizadas. La falta de esta autonomía se debe a la dificultad para la gestión del centro en los momentos indicados anteriormente de inestabilidad producida en el equipo frente al fallecimiento del responsable y mejor conocedor del proyecto debido a que había estado presente desde su identificación.

De este modo, las dificultades surgidas para el mantenimiento autónomo del centro así como la identificación de otras necesidades surgidas en el proceso del mismo se concretaron en la identificación y formulación de otro proyecto de apoyo que se especifica a continuación.

Proyecto financiado en el 2009-2010, los resultados esperados fueron los siguientes:

- R.E.1.: Difusión y promoción del centro de terapia ocupacional a nivel nacional.
- R.E.2.: Refuerzo de los conocimientos prácticos de los trabajadores del C.T.O. y formación a los enfermeros responsables de las unidades de salud mental del país.
- R.E.3.: Apoyo a la reinserción socio profesional de los pacientes tras su estancia en el centro de terapia ocupacional.
- R.E.4.: Ampliación de las actividades terapéuticas del CTO.
- R.E.5.: Sensibilización de la población de la provincia de Tuy sobre la enfermedad mental.

Este proyecto todavía no ha concluido por lo que no es posible estimar si se han cumplido la totalidad de los resultados esperados. Si bien en el informe intermedio realizado por la ONGD responsable de la ejecución del proyecto y las contrapartes locales se han podido realizar la mitad de las actividades planteadas para la consecución de los objetivos propuestos.

Resultados imprevistos

Los resultados imprevistos que se lograron fue el apoyo por parte del ayuntamiento y de las asociaciones locales frente a las dificultades surgidas en el equipo de trabajo por diferentes rivalidades de poder y el fallecimiento de dos de sus miembros en el transcurso del mismo. Es importante destacar que otro de los imprevistos a los que tuvo que hacer frente el proyecto fue la puesta en marcha del proyecto sin las cantidades estimadas para el fondo rotativo ya que hubo un problema en la formulación que provocó que estos fondos no fueran financiados. Por otro lado, ante las dificultades del C.T.O. para la compra de alimentos necesarios para la manutención de los usuarios el apoyo del ayuntamiento de Houndé así como del Ministerio de la acción social y la solidaridad nacional y la iniciativa de algunas personal fue unísono para hacer frente a esta situación.

Asimismo, otro de los resultados imprevistos que se lograron fue la implicación de las diferentes entidades de terapia ocupacional españolas en el trascurso del proyecto ante las dificultades surgidas en el desarrollo del mismo. La implicación de los usuarios de un centro de personas con enfermedad mental con las personas del C.T.O. generó por un lado, un sentimiento de cohesión y de responsabilidad mutua teniendo resultados y un impacto muy positivos en las personas donantes con una larga trayectoria de institucionalización. Otro de los resultados imprevistos en la realización del C.T.O. fue la demanda de formación por parte de universidades europeas en las que se imparte terapia ocupacional así como por parte de terapeutas ocupacionales para poder asistir en la ejecución del proyecto como parte de un proceso formativo.

El interés suscitado en países vecinos como Benín, Togo y Gana que en estos años se ha puesto de manifiesto en las diferentes visitas a las instalaciones del centro demandando un asesoramiento para posibles colaboraciones en este ámbito.

El modo en el que alcanzaron los objetivos planteados en el presente proyecto de cooperación para el desarrollo no fue de manera lineal, tal y como estaba previsto en la formulación, sino que se fueron alcanzando en función de los recursos disponibles y de la pertinencia de los mismos. En este sentido, la construcción del centro comenzó una vez que los fondos demandados fueron recibidos por la ONGD y de forma paralela se hicieron los trámites para la derivación del personal y la formación. La derivación de personal al centro se demoró más de lo previsto. En este tiempo se realizó, fuera de la programación del proyecto, el análisis de la actividad por parte de la terapeuta ocupacional así como sesiones de encuentro con los beneficiarios del proyecto para la selección de las actividades terapéuticas, lo que se consideró fundamental para el logro óptimo de los objetivos.

Factores favorables

Los factores favorables para el logro de los resultados fueron por un lado, la implicación de las contrapartes locales y su buena colaboraron con la ONGD para la puesta en marcha de este proyecto así como, la gestión por parte del personal local de dicha entidad de la logística y otros aspectos. La presencia de personal local en dicha ONGD facilita la resolución de dificultades que de un modo u otro surgen ante un desconocimiento cultural latente. De manera que el asesoramiento y trabajo conjunto con el personal local de la ONGD fue fundamental para favorecer el desarrollo del mismo. Se considera muy favorable la presencia del enfermero especialista en salud mental y su experiencia previa de trabajo con dicha ONGD.

Un factor favorable es la presencia de la ONGD en la comunidad de Houndé desde los años 90 y su trayectoria en esta comunidad, lo que facilita el contacto con las contrapartes locales en el desarrollo del proyecto.

Se considera también un factor favorable el hecho de que la terapeuta ocupacional conociera el contexto puesto que había estado en él realizando una investigación cualitativa que le había permitido indagar sobre aspectos culturales relevantes. Este conocimiento así como la aceptación de la comunidad favorecieron llevar a cabo el presente proyecto. Además, la terapeuta ocupacional responsable de este proyecto había tenido experiencias en el ámbito de la cooperación internacional para el desarrollo en Centroamérica, Marruecos y Tanzania con lo que esto implica a nivel personal y profesional en materia de competencia cultural (11).

Los factores en contra en el desarrollo de dicho proyecto fueron por un lado como se señaló con anterioridad, las rivalidades dentro del equipo de trabajo del propio C.T.O. lo que influyó en la formación y en las relaciones con la formadora. La defunción de dos de los miembros del equipo local, en un primer momento el fallecimiento del coordinador del C.T.O. que había estado en el proceso de identificación, formulación y ejecución y por otro lado, de uno de los enfermeros auxiliares que se incorporó posteriormente al equipo para su apoyo en el funcionamiento de dicho centro lo que supuso un determinante factor en contra.

Se considera como un factor en contra la rivalidad por la hegemonía de si el centro pertenece al ámbito sanitario o al ámbito social a causa que en este tipo de contextos aún es difícil concebir una estructura sociosanitaria teniendo una perspectiva global de la salud. Esto genera debate interno dentro del equipo y se ve reflejado en el trabajo del C.T.O.

El desinterés del responsable del Distrito Sanitario de Houndé por este proyecto quien no considera prioritaria la salud mental. Esta falta de interés estuvo latente en la falta de cumplimiento de los compromisos adoptados como son la derivación de una persona que limpiara las instalaciones o la falta de interés en la resolución de los diferentes problemas que iban surgiendo en su desarrollo entre el personal.

Otro de los elementos en contra es la falta de experiencia profesional del enfermero especialista derivado al Distrito Sanitario de Houndé para apoyar en la USP del distrito y en el C.T.O. lo que suponía una sobrecarga para el enfermero especialista en salud mental responsable del C.T.O. Esta situación puede deberse a la falta de personal en el ámbito de la salud mental en el país y en la preferencia de los enfermeros especialistas por trabajar en ciudades extensas que disponen de más recursos, como la capital o Bobo-Dioulasso entre otras.

Otro de los factores en contra fue la falta de unos criterios de intervención desde el Distrito Sanitario y la falta de un seguimiento de estos. Frente a la convalecencia del enfermero responsable del C.T.O. hubo dificultades para realizar una gestión interna del C.T.O. asumiendo la ONGD una responsabilidad excesiva sobre el proyecto que habría que haber compartido o derivado en su totalidad a la contrapartes responsables, principalmente al DSH.

Papel de la metodología y modificaciones

La metodología utilizada así como las modificaciones introducidas en el desarrollo del proyecto fueron fundamentales en el logro de la puesta en marcha de dicho proyecto las cuales favorecieron la incorporación de actividades no previstas pero que se consideraron fundamentales. La metodología llevada a cabo es la propia de la gestión de los proyectos de cooperación internacional para el desarrollo.

Del equipo

En relación a la metodología del equipo y las modificaciones introducidas para su logro han ido surgiendo de forma imprevista afectando directamente al desarrollo del proyecto. En primer lugar, la llegada del enfermero especialista en salud mental con varios meses de retraso según lo previsto afectó al comienzo de la formación así como a la organización del personal. Esta situación se debe a la escasez de enfermeros especialistas en el ámbito de la salud mental y a la lentitud en los trámites de afectación del personal que depende del Ministerio de salud del país. Los problemas internos en el equipo surgieron durante el período de la formación sobre todo por parte del nuevo enfermero especialista y el resto del equipo así como con la persona responsable de la formación. Se estableció una organización del equipo dentro del C.T.O. en función de su especialización y de la organización interna de ésta. De este modo, de manera permanente estarían en el centro en horario de mañana la auxiliar de enfermería y uno de los enfermeros especialistas y el otro enfermero en la Unidad de salud mental de forma rotativa.

En primera instancia, debido a algunos problemas internos se le otorgó la responsabilidad del C.T.O. al trabajador social dado su experiencia en el ámbito de la salud mental, pues el enfermero especialista no estaba en condiciones de asumir dicho cargo. Otro de los motivos para ello fue que entre la auxiliar de enfermería y el enfermero especialista, que acababa de terminar sus estudios y sido derivado, habían surgido problemas personales y profesionales. Se incorporó al equipo un auxiliar de enfermería para poder asegurar la permanencia en el C.T.O. durante la tarde pero falleció a los dos meses de su incorporación y esto también ocasionó incertidumbre en el equipo y entre los usuarios.

Estos problemas en el seno del equipo local, y de forma puntual con la persona responsable de llevar a cabo el proyecto y la formación, en los comienzos de la puesta en marcha del C.T.O. afectaron de manera determinante la puesta en marcha del proyecto y el transcurso en estos años de funcionamiento. Por otro lado, el médico jefe del distrito sanitario de Houndé tras varios meses de ausencia fue sustituido por un nuevo médico responsable del distrito con todo lo que ello implica.

Otro de los motivos que afectaron la estabilidad del centro fue el robo realizado por parte del responsable de la seguridad del C.T.O. lo que provocó una situación de inestabilidad en el recurso.

De la población

Entre la población destinataria del proyecto destaca la presencia de varones en relación a mujeres sobre todo en el dispositivo residencial. El número de personas beneficiarias desde sus comienzos es de más de 90 usuarios en las diferentes promociones que se han ido incorporando al C.T.O.

Los problemas internos en el equipo afectaron directamente a la convocatoria de nuevas promociones en el año 2009 y a la sensibilización realizada para poner en marcha las nuevas promociones de personas que acudieran al C.T.O. Algunas de las personas que por situación geográfica tienen que quedarse en el centro tienen dificultades económicas para poder pagar las tasas de permanencia de los tres meses (15.000 FCFA que son aproximadamente unos 23 euros). Estas tasas incluyen el alojamiento, la manutención, la participación en los talleres, y la consulta con el especialista. La situación económica de gran parte de las familias es tan extrema que además del esfuerzo que hacen por el pago de la medicación este dinero supone una carga añadida que en ocasiones no se puede asumir. Sin embargo, las personas de Houndé cuyas cuotas de permanencia en los talleres es de 7.500 FCFA (aproximadamente de 11 euros) es más asequible además de poder contribuir a las tareas de hogar pues sólo están en el C.T.O. durante la mañana.

Los beneficios del centro de terapia ocupacional son muchos y evidentes tanto por parte de los usuarios como de las familias y sus comunidades de origen, según muestran algunos resultados de una investigación en proceso de realización sobre el impacto del C.T.O.

Sin embargo, algunas personas de las que han tenido un tratamiento de terapia ocupacional han logrado incorporarse a las actividades agrícolas realizadas previamente a la aparición de la sintomatología, una parte de las personas reclamaban un apoyo ocupacional tras su regreso a la comunidad de manera que puedan seguir activos para mantener su estado de salud. No podemos obviar, que en contextos como Burkina Faso, la situación de pobreza y la falta de oportunidades para poder implicarse en ocupaciones significativas así como la urgencia de realizar actividades vinculadas al área productiva que aporte beneficios económicos y asegure la supervivencia de la población forma parte de la cotidianidad de este tipo de contextos.

Contribución de los resultados a la solución del problema

Los resultados obtenidos desde la inauguración del C.T.O., el 23 de agosto del 2008, no han resuelto completamente el problema de las personas con enfermedad mental en el país pero sí, han visibilizado las capacidades y derechos que estas personas tienen repercutiendo en la salud de la comunidad. Por consiguiente, la presencia de personas afectadas por la enfermedad mental en la comunidad y su participación en ésta, ha favorecido su visibilidad y participación comunitaria del mismo modo que ha generado una mayor aceptación por parte de la comunidad.

Si bien, el C.T.O. todavía no está en pleno rendimiento y es preciso un avance en su organización y gestión facilitada por parte del distrito sanitario de Houndé, los resultados de estos años han contribuido significativamente a la solución del problema de las personas con enfermedad mental. Se espera en un futuro que personas sin un diagnóstico de enfermedad mental pero con una afectación del desempeño ocupacional puedan aprovechar el recurso para mejorar su estado de salud. Entre las personas que han participado en el C.T.O. había varias personas afectadas por el VIH-SIDA y su participación ocupacional ha mejorado su sintomatología en ambas afecciones repercutiendo esto en una mayor participación en la asociación de apoyo a las personas con VIH-SIDA de la región.

La colaboración de las autoridades locales en el apoyo económico y personal de este recurso merece ser destacado, pues esto supone una mayor sensibilización con la problemática y una actitud favorable de la comunidad hacia las personas con enfermedad mental.

Nuevas necesidades

En el transcurso del proyecto del C.T.O. han surgido nuevas necesidades como es la relevancia de realizar un seguimiento una vez que la persona finaliza su intervención en el C.T.O y regresa a su comunidad. Si bien por las circunstancias del contexto no es evidente una visita domiciliaria continua, puesto que el recurso no dispone de vehículos para el traslado a las comunidades más distantes y la escasez de recursos económicos, es importante planificar la reincorporación de la persona y si es de otra localidad realizar un informe para que el enfermero especialista de referencia pueda realizar el seguimiento de manera que es necesaria una coordinación entre los profesionales.

Por otro lado, es necesario plantear los talleres ocupacionales en el centro de otro modo para mejorar el rendimiento y dar cobertura a las situaciones que se presentan. También, surge la necesidad de realizar talleres ocupacionales cuyos productos puedan ser vendidos y obtener beneficio que permitan la compra de materiales para la puesta en marcha de los talleres debido a que el presupuesto estimado por el distrito sanitario para el C.T.O. es muy limitado.

Sostenibilidad

La sostenibilidad del C.T.O. depende en gran medida de la gestión realizada por el equipo responsable. Por un lado, los gastos derivados del personal, el agua, la luz y la persona de seguridad del centro los asume el Distrito Sanitario de Houndé. El salario del trabajador social depende del Ministerio de la Acción Social y la solidaridad nacional de Houndé. Además, para fomentar la sostenibilidad se cuenta con una tienda situada en la estación de autobuses de Houndé en la que se pueden llevar a cabo actividades para generar recursos y apoyar la compra de material necesario para implementar los talleres ocupacionales haciendo frente a los problemas de adquisición de materias primas y alimentación.

Desde el punto de vista económico los talleres ocupacionales que se realizan en la actualidad demandan gran cantidad de recursos y los beneficios obtenidos no son suficientes para asegurar la sostenibilidad del C.T.O. Es necesario por parte del equipo considerar los talleres ocupacionales y utilizar las sinergias de las colaboraciones con las asociaciones locales para fomentar la implantación de talleres ocupacionales que generen más beneficios económicos priorizando el aspecto terapéutico de éstos. Así, la sostenibilidad del centro depende en gran medida de las alternativas y soluciones que se planteen desde el equipo del C.T.O. y no tanto de los recursos disponibles ni de la dependencia del equipo de recursos externos.

En este sentido, es fundamental un trabajo en equipo que favorezca la búsqueda de soluciones alternativas a las dificultades que surgen en el funcionamiento cotidiano en el C.T.O. Se considera fundamental seguir realizando formaciones en el ámbito de la terapia ocupacional que mejoren las competencias y habilidades de los miembros del equipo del C.T.O. Teniendo en cuenta que la mayoría de los enfermeros especialistas en salud mental del país han recibido sesiones de introducción a la terapia ocupacional y conocen el recurso y los criterios para derivar a las personas con enfermedad mental, desde las diferentes regiones sería importante realizar sesiones de encuentro así como un trabajo coordinado entre ellos.

Principales etapas del proceso

Las principales etapas del proceso de la construcción y puesta en marcha del Centro de Terapia Ocupacional para la promoción de la salud mental en Houndé han estado directamente vinculadas con su encuadre como proyecto de cooperación internacional para el desarrollo y las etapas establecidas en este ámbito. Para llevar a cabo dicho proyecto ha sido necesaria la solicitud de diferentes financiadores. Dos financiadores en un momento inicial (2007-2008) y una segunda financiación de apoyo a la puesta en marcha del proyecto (2009-2010) que todavía está en proceso de desarrollo.

Así, podríamos decir que las principales etapas de los proyectos han sido:

1. Identificación del proyecto
2. Formulación del proyecto y búsqueda de subvención
3. Aprobación del proyecto por los diferentes financiadores
4. Ejecución del proyecto
5. Seguimiento y/o evaluación intermedia
6. Evaluación

En la actualidad el C.T.O. consta de un personal local sociosanitario de siete personas: Dos enfermeros especialistas en salud mental, un auxiliar de enfermería y un trabajador social, dos maestros de taller y una persona responsable de la seguridad. La gestión del personal del C.T.O. pertenece al estado y depende de dos organismos públicos; el Ministerio de Salud y el Ministerio de la Acción Social y la Solidaridad Nacional. Una vez finalizado el apoyo de la ONGD el C.T.O. asumirá una gestión autónoma del recurso contando con el apoyo de la asociación para la promoción de la salud mental en la región de Tuy (A.P.SA.M.T.). Si bien las dificultades para la autogestión del C.T.O. requieren de un abordaje por parte de un especialista del distrito sanitario y una mayor implicación del personal responsable del recurso, es importante señalar que el apoyo de las contrapartes locales en este primer momento será fundamental.

Se propone que, desde diferentes entidades de terapia ocupacional (universidades y asociaciones) seguir apoyando el funcionamiento del C.T.O. a través de un proceso de aprendizaje mutuo con una presencia puntual de formación en la que al mismo tiempo de realizar una formación sobre aspectos específicos de la intervención de terapia ocupacional en salud mental, el personal responsable del C.T.O. pueda realizar una formación sobre aspectos como la cultura y la ocupación y la gestión de proyectos comunitarios. En adición, otro de los objetivos fundamentales en la actualidad está relacionado con la investigación, lo cual puede ser de gran soporte para introducir mejoras en el recurso aprendiendo cómo la ocupación puede transformar la realidad vivida por las personas afectadas por la enfermedad mental (12).

Existe una correspondencia entre los resultados obtenidos y los objetivos propuestos sin embargo, parte de los resultados obtenidos no estaban planificados como por ejemplo los referidos a la implicación de personas afectadas por la enfermedad mental en Pamplona así como el interés por parte de las universidades de terapia ocupacional y las asociaciones de terapeutas ocupacionales en dicho proyecto. No obstante, existe una parte de las actividades que no habían sido planificadas y que si bien no modifican sustancialmente el desarrollo del proyecto se consideran fundamentales para la consecución de los objetivos propuestos.

El método para lograr propósitos originales fue el siguiente: de manera conjunta con el personal derivado al C.T.O. así como con los responsables de las contrapartes locales y la coordinadora del proyecto fueron realizando reuniones mensuales tanto aseguraran el seguimiento de los objetivos propuestos como la determinación de modificaciones oportunas para el buen funcionamiento del C.T.O.

Además, en relación con la novedad de este proyecto el C.T.O. logra propósitos originales dado que es un recurso único en Burkina Faso para la promoción de la salud mental a través de la intervención de terapia ocupacional de manera que hace frente a la gran estigmatización que sufren las personas con enfermedad mental devolviéndoles su dignidad como personas, sus derechos y mostrando sus capacidades y no sus limitaciones. Así, en este sentido el C.T.O. logra propósitos originales que si bien hacen frente a las dificultades propias de un proyecto novedoso y sin antecedentes en el país será un referente en el abordaje de la salud mental en todo el oeste de África. Además, es relevante en este proyecto la implicación de personas afectadas por la enfermedad mental en el desarrollo de este proyecto en ambos contextos, tanto en España como en Burkina Faso, lo que promueve derechos y deberes que estas personas tienen como ciudadanos.

Así, en el departamento de terapia ocupacional de una institución para personas con enfermedad mental se realizaron en los talleres diferentes artesanías con el objeto de ser vendidos en una feria navideña y apoyar a las personas del C.T.O. de Houndé. Así, las personas del C.T.O. de Houndé elaboraron jabones de *karité* para ofrecer y la terapeuta ocupacional realizó una presentación en la que se compartían las situaciones vividas en Burkina Faso abogando y poniendo énfasis en los derechos y las responsabilidades de las personas con enfermedad mental como ciudadanos, perspectiva que no podemos obviar en el abordaje de terapia ocupacional.

Los resultados del C.T.O. perdurarán a largo plazo si el personal y las entidades responsables actúan de acuerdo al protocolo firmado en el inicio del proyecto e involucra a los actores relevantes de la comunidad en el proceso así como a las personas implicadas directamente en el mismo. Los resultados pueden perdurar a largo plazo poque los gastos derivados del personal que trabaja en dicho centro así como el agua y la luz son gestionados por el Estado, pero es necesaria la implicación de toda la comunidad. Sin embargo, es necesario que el personal se organice para obtener beneficios de los talleres ocupacionales y logre con la cuota que pagan los usuarios del centro pagar el mantenimiento y hacer las demandas necesarias en caso de que estos recursos sean insuficientes para este fin.

Los resultados perdurarán a largo plazo si se hace un seguimiento en las comunidades de las personas que han pasado por el C.T.O. tanto de su medicación como de los aspectos ocupacionales que se han abordado durante su permanencia en el C.T.O.

Uno de los principales objetivos del centro es que genere recursos para la autonomía para las personas con enfermedad mental, en aquellos aspectos que como se ha hecho referencia con anterioridad no están cubiertos por el estado, como puede ser el pago de la medicación. En este sentido, los talleres ocupaciones seleccionados cumplían con dos criterios básicos: por un lado, que fueran culturalmente significativos y su realización tuviera un impacto terapéutico y que el producto resultante de los talleres ocupacionales pudiera ser utilizado para obtener recursos económicos. Podemos decir que el centro es autónomo pero es fundamental hacer un trabajo previo a la comercialización del producto, en el que haya una sensibilización y un abordaje para mejorar las habilidades de las personas afectadas por enfermedad mental que se dediquen a la venta de los productos. Con la construcción de una tienda situada en la estación de autobuses de Houndé la exposición y venta de los productos será de gran utilidad para trabajar la integración comunitaria de las personas del C.T.O. y sensibilizar a la población en general sobre esta problemática y aspectos vinculados a esta.

Obstáculos y Desafíos asumidos

Entre los factores positivos de la experiencia destacan a nivel institucional los recursos asignados por parte de los diferentes proyectos (en un total de tres) a través de la ONGD a los diferentes financiadores que pudieron destinarse a la construcción de dicho recurso, el equipamiento, la formación del equipo y de los enfermeros especialistas en las diferentes regiones así como el servicio de apoyo a las personas que ya han finalizado su estancia en el C.T.O. El total de los recursos económicos asignados ha sido considerable y ha favorecido que la construcción y puesta en marcha se realizara de forma efectiva. La asignación de recursos humanos por parte de las entidades nacionales ha favorecido positivamente esta experiencia. Por otro lado, si bien negativamente los factores que afectaron a la puesta en marcha de este proyecto fueron la defunción de dos de los miembros de su equipo local lo que supuso un cambio en la organización interna del funcionamiento del C.T.O.

Uno de los obstáculos más destacados es el cambio y desinterés del equipo directivo del Distrito sanitario de Houndé por la puesta en marcha de dicho proyecto considerando que la salud mental no es un problema prioritario en la región.

No hubo cambios en las políticas que afectaran el desarrollo de dicho proyecto ni factores que tuvieran un impacto negativo en la experiencia.

Sin embargo, si es importante destacar que los actores locales relevantes de la región se mostraron siempre disponibles ante las diferentes dificultades surgidas durante la puesta en marcha de dicho proyecto implicándose en la resolución de las mismas.

Las condiciones socioeconómicas de pobreza de las personas que asisten al centro y de la sociedad en general han tenido un impacto negativo en el centro ya que la venta de productos se ve más limitada. Esta situación se ve agravada por las dificultades ligadas al cultivo de estos años debido a factores medioambientales que constituyen la principal fuente de ingreso de las familias de las personas que asisten al C.T.O. y de la mayor parte de la población en Burkina Faso. Estos factores ambientales determinan el aumento del precio de los cereales, base de la alimentación en el país, y por tanto un encarecimiento de estos productos de consumo básicos y las implicaciones que esto conlleva tanto para el C.T.O como para la población en general.

Por último, otro de los factores que afectaron al desarrollo del proyecto es la intervención de tres expatriados diferentes en el proceso de puesta en marcha del C.T.O lo que dificultó en gran medida la consecución de los objetivos. La presencia intermitente de la terapeuta ocupacional se considera un factor que afectó negativamente al desarrollo del C.T.O. Esto supuso una formación recibida por el equipo insuficiente para hacer frente a las diferentes dificultades surgidas en el recurso durante este tiempo. Las estancias breves no permiten una profundización en el trabajo con el equipo local de las técnicas necesarias así como la puesta en marcha de intervenciones ocupacionales más complejas.

Conclusiones

Entre las conclusiones de lo expuesto con anterioridad destacan:

- La relevancia de determinar las funciones de cada miembro del equipo desde la formación del personal de modo que esto no conlleve confusiones en las tareas asignadas y determinar estas funciones de mutuo acuerdo con el médico jefe del distrito sanitario con el fin de evitar situaciones de tensión en el equipo de trabajo.
- Lograr una mayor implicación en el desarrollo del proyecto de los responsables de las contrapartes locales, no sólo acuerdos formales sino implicación de uno u otro modo en las actividades y seguimiento del proyecto para su buen funcionamiento. Si bien en dicho proyecto dos miembros de las contrapartes han mostrado una actitud favorable a los problemas surgidos en la puesta en marcha de dicho proyecto es importante señalar que la contraparte local con mayor relevancia en el buen funcionamiento del C.T.O., como es el Distrito Sanitario, no ha mostrado una actitud favorable desde los comienzos del proyecto considerando la salud mental no un problema crucial dentro de la región a pesar de que lo

que muestran los datos son evidencias suficientes para tener en cuenta este aspecto de la salud y esta problemática creciente en Burkina Faso.

- La duración de la presencia de la terapeuta ocupacional en el contexto debería haberse prolongado hasta la finalización del proyecto de manera que fuera un soporte para el equipo en el transcurso de las dificultades que conlleva poner en funcionamiento un recurso novedoso en el país que no cuenta con un referente próximo. La presencia durante el primer año no fue suficiente para la puesta en marcha de los postulados teórico-prácticos necesarios para el buen funcionamiento del C.T.O. La conjugación de la defunción de dos de los miembros del equipo coincidió con la partida de la terapeuta ocupacional y el cambio de expatriado lo que acrecentó los problemas internos dentro del equipo.

- Es imprescindible considerar previo a la puesta en marcha del proyecto un tiempo necesario para el conocimiento y la habituación del personal expatriado en el contexto en el que se prevé realizar el proyecto de manera que esto facilite la sensibilidad cultural en el desarrollo del mismo.

- La formación en materia de gestión de proyectos de cooperación internacional para el desarrollo se considera fundamental si el proyecto se realiza dentro de este marco de actuación.

Entre las recomendaciones derivadas de las diferentes dificultades abordadas durante este tiempo destacan:

- Es imprescindible que el equipo de trabajo tenga un clima de confianza entre sus miembros así como que se genere una buena dinámica con las personas de la ONGD. Para ello es necesario antes de la puesta en marcha del proyecto explicar y compartir el modo de trabajo y organización que se llevará a cabo durante la ejecución del proyecto de cooperación internacional para el desarrollo. Así, la solución de los problemas dentro del equipo de trabajo debió de haberse planteado como fundamental antes de continuar con el resto de actividades del proyecto, pues todas se han visto influenciadas por esta situación de conflicto no resuelta desde el inicio.

- Implicar a las contrapartes locales en la resolución de problemas en el trascurso del proyecto como actores principales siendo el personal expatriado un acompañante en el proceso y no un agente principal en este tipo de situaciones. Esto favorecerá la apropiación del proyecto por parte de la comunidad y la gestión una vez que el proyecto de cooperación al desarrollo por parte de la ONGD haya concluido. Así, es importante tener en cuenta las dinámicas dentro del ámbito de la cooperación al desarrollo siendo consecuentes con los objetivos y previniendo situaciones contradictorias dentro de este.

- La formación debería haber sido más extensa si bien algunas personas del equipo son especialistas en salud mental, otras no tienen conocimientos específicos y además, ningún miembro del equipo conoce la disciplina de terapia ocupacional. En este sentido, la formación debería haber sido más extensa contando con mayor práctica y seguimiento por la terapeuta ocupacional. Durante la formación en la materia se empleó para hacer una revisión crítica de los postulados teóricos de la terapia ocupacional occidental y esto conlleva tiempo de análisis fundamental para poder llevar a cabo una terapia ocupacional efectiva en el contexto en el que se desarrolla el proyecto.

- Además, sería fundamental una formación previa a la realización del proyecto en relación a la competencia cultural previo desarrollo del mismo así como relacionada con la gestión y puesta en marcha de proyectos de esta índole.

Factores que dificultaron el proceso

Los factores contextuales que dificultaron el proceso de la puesta en marcha del C.T.O. fueron entre otros la falta de conocimiento por parte del equipo local del funcionamiento de los proyectos de cooperación al desarrollo, la falta de comprensión del enfermero especialista en la materia de terapia ocupacional y la sobrecarga de trabajo de este dificultan un abordaje adecuado en el C.T.O. Otro de los factores del contexto que dificultaron el proceso fue la dificultad por parte del equipo local para comprender y compartir los modos de intervención de la ONGD y el personal expatriado. Además, se considera que dificultó el proceso la presencia de diferentes expatriados con responsabilidades compartidas y criterios distintos durante la realización del proyecto lo que influyó en los desencuentros producidos con parte del personal responsable del C.T.O. y con el responsable de la principal contraparte de este proyecto que fue el Distrito sanitario de Houndé.

Factores que favorecieron el proceso

Los factores del contexto que favorecieron el proceso fueron por un lado la extensa trayectoria de la dicha ONGD en la comunidad y el apoyo de los diferentes responsables locales como el alcalde, el jefe tradicional. El conocimiento en parte de la terapeuta ocupacional del contexto y de algunas características culturales de la intervención en salud mental en el país favoreció el proceso. La terapeuta ocupacional que como señalé anteriormente había estado en este contexto realizando una investigación cualitativa con mujeres afectadas por el VIH-SIDA ya era conocida por los miembros relevantes de la comunidad y esto favoreció el desarrollo y la acción durante el transcurso del proyecto del C.T.O. El conocimiento por parte de la terapeuta de los aspectos vinculados a la puesta en marcha de proyectos de cooperación internacional para el desarrollo fue favorable a la puesta en marcha del proyecto así como la experiencia previa en otros contextos ajenos al propio como terapeuta ocupacional. Esto facilitó la comprensión y el replanteamiento de diferentes aspectos previamente a la realización y durante el desarrollo del proyecto.

Otro de los factores del contexto que favorecieron el desarrollo del proyecto, fue el trabajo de manera conjunta en la ONGD con personal local y el asesoramiento durante todo el proceso de aspectos fundamentales durante todo el trascurso del proyecto.

Es importante señalar, que otro de los aspectos que favorecieron el proceso fue el apoyo por parte de las asociaciones de terapia ocupacional españolas y por parte de universidades a través de la participación de estudiantes para apoyar el proceso así como de personal sociosanitario voluntario.

Si bien es cierto que existe similitud entre diferentes contextos en el continente africano, las diferencias son también significativas. Teniendo en cuenta quizá las diferencias en relación a aquellas ocupaciones que sean cultural y personalmente significativas en otros contextos se considera que se podrán obtener resultados parecidos en condiciones similares. Si bien existen diferencias entre los diferentes países del continente africano así como dentro del mismo país hay nexos que vinculan a la población africana en general.

Consideramos que se podrían obtener mejores resultados ya que lo acontecido dentro del equipo local ha sido un gran limitante en el desarrollo del proyecto que como la vida, la muerte no es previsible y los conflictos que se generan en una situación de este tipo. Si bien han existido otros factores determinantes en el propio desarrollo de dicho proyecto considero fundamental lo acontecido en el seno del equipo local para determinar resultados.

Así, quizá en condiciones similares con un equipo de trabajo que no pase por las mismas situaciones que las expuestas quizá los resultados sean más satisfactorios y el reajuste de responsabilidades no tenga tanta implicación en el propio trascurso del proyecto.

Lecciones aprendidas: Aportes de la experiencia

Entre los principales aportes de la experiencia destaca la necesidad de revisar los postulados teóricos de la terapia ocupacional y su aplicación en contextos como el que se expone en este documento o contextos similares. De este modo, la experiencia ha supuesto una revisión crítica de los postulados teóricos y una profundización en aspectos relacionados con la ocupación en este tipo de contextos para la realización de una intervención terapéutica.

En la práctica esta experiencia es una oportunidad para investigar sobre las implicaciones de la terapia ocupacional en contextos como Burkina Faso y similares y qué impacto tiene este tipo de intervención en las personas afectadas por la enfermedad mental y sus comunidades.

Desde el punto de vista teórico esta experiencia es un reto para indagar sobre la conceptualización de la ocupación y las variaciones en los conceptos que como terapeutas ocupacionales con una formación occidental estamos acostumbrados a utilizar. Si logramos este objetivo podremos ofrecer una terapia ocupacional significativa en diferentes contextos en los que se desarrolla. En adición, esta experiencia ha permitido a la terapeuta ocupacional, a los miembros del equipo del C.T.O. y a las personas que se han beneficiado de la terapia ocupacional crear un abanico de aprendizajes para las futuras intervenciones basadas en la experiencias de las personas afectadas por la enfermedad mental en Burkina Faso ya que han participado activamente durante todo el proceso manifestando y argumentando aquellas situaciones que se iban dando en el transcurso del mismo.

Así, experiencias como esta son necesarias para indagar en los aspectos culturales de la terapia ocupacional aprovechando el contraste cultural de la disciplina y el de la propia terapeuta ocupacional (13). Esto supone profundizar en aspectos relacionados con la competencia cultural y por tanto el desarrollo de este proyecto supone diferentes retos y/o ámbitos de aprendizaje, y por tanto oportunidades, para el desarrollo de la terapia ocupacional tanto en países en los que esta disciplina es desconocida pero también para el abordaje de contextos multiculturales (11).

Cumplimiento de los supuestos teóricos y propuestas metodológicas y reformulaciones para adecuar teoría y práctica; aciertos y errores

Se tomaron como referentes las experiencias de terapia ocupacional de Sudáfrica teniendo en cuenta que las situaciones vividas por las personas en ambos países son similares y si bien, es muy compleja y distinta la diversidad de ambas realidades, podríamos decir que existe un nexo común entre los diferentes países africanos sobre todo en relación a la relevancia de la comunidad y la diferente conceptualización de la salud y la enfermedad expuesta por diferentes antropólogos especialistas en la materia.

Si bien pueden existir semejanzas en muchos aspectos entre Burkina Faso y Sudáfrica se obvió que la terapia ocupacional en Sudáfrica está ampliamente desarrollada. Sin embargo, en Burkina Faso este centro era el primer referente en el oeste de África. Fue importante tener como referencia qué se estaba haciendo en Sudáfrica y sirvió para guiar las intervenciones iniciales y tener algunas consideraciones culturales en cuenta.

Desde el comienzo junto con el equipo local se decidió que no era posible aplicar la teoría de terapia ocupacional en la realidad de Houndé. Por consiguiente, de cada modelo teórico y modelo de práctica seleccionamos aquellos aspectos que de manera conjunta consideramos más apropiados para la realidad en la que nos encontrábamos. Lo que sí se consideró fundamental fue desarrollar una evaluación ocupacional teniendo en cuenta los diferentes aspectos surgidos a lo largo de la formación teórico-práctica de manera que se pudieran obtener datos relevantes para un desarrollo adecuado de la intervención de terapia ocupacional en el ámbito de la salud mental en este contexto. Fue fundamental en este proceso considerar las cuestiones planteadas en la falta de adecuación en la utilización de las herramientas seleccionadas que evalúan el desempeño ocupacional, para realizar dicho el estudio cualitativo de las mujeres afectadas por el VIH-SIDA.

Para la elección de ocupaciones fue preciso que la terapeuta ocupacional realizara un análisis exhaustivo a través del proceso de aprendizaje de estas para facilitar su análisis y la posterior aplicación práctica en el C.T.O. así como, para la formación del equipo de trabajo. Debido, como se comentó con anterioridad, a la demora en el tiempo de la derivación del personal y la puesta en marcha de la formación se pudo tener más tiempo del previsto para la realización del análisis de las actividades planteadas así como la resolución y sensibilización previa en la comunidad sobre el C.T.O., así como el establecimiento de vínculos relevantes para el buen funcionamiento como por ejemplo las actividades llevadas a cabo con la asociación de curanderos tradicionales de la región y las asociaciones que colaboran de manera indirecta con este proyecto como son REVS+ (asociación de apoyo a las personas afectadas por el VIH) y la OFACOM de Tuy (asociación de artesanos).

Sin embargo, esta demora en el comienzo de la formación dificultó la realización de una formación práctica más extensa necesaria para el buen funcionamiento del centro. Los problemas prácticos que fueron surgiendo posteriormente se resolvieron a través del mail o a través del contacto telefónico. Esta situación dificultó el buen funcionamiento del C.T.O. desde el comienzo y sería necesario, en futuros proyectos similares al presentado, determinar un período más extenso de formación en el que tanto la parte teórica como la parte práctica puedan ser desarrolladas de forma más exhaustiva y con un acompañamiento directo de la terapeuta ocupacional durante el primer año de desarrollo del servicio.

Sugerencias

Entre las sugerencias que pueden darse en relación al enfoque sería importante analizar previamente si todas las personas implicadas en el proyecto conocen el enfoque de la cooperación internacional para el desarrollo. Se sugiere que las personas implicadas conozcan el tipo de intervención que se realiza así como el método y las estrategias propias de este tipo de intervención, como puede ser la gestión de fondos económicos y el cumplimiento de los tiempos en la realización de las actividades propuestas.

Si bien es cierto, que en este tipo de contextos en los que está muy presente la cooperación internacional para el desarrollo en el ámbito de la salud, los directores de los distritos sanitarios están muy habituados a este tipo de enfoque, es importante compartirlo con el personal local con el que se realiza gran parte del proyecto y con el que el contacto es directo y cotidiano. Esta comprensión del enfoque y el método elegido para desarrollar el proyecto es necesaria para evitar conflictos y dificultades en el desarrollo del mismo.

Sería importante que se utilizara un enfoque participativo de todas las partes implicadas, tal y como se ha intentado llevar a cabo en el desarrollo de dicho proyecto priorizando la opinión de las familias y personas afectadas. Sin embargo, hubiera sido interesante organizar sesiones de encuentro con estas personas a lo largo del desarrollo del proyecto de una forma más estructurada. El contacto con las familias y las personas afectadas se produjo en varias ocasiones pero no hubo un espacio propicio para poder contrastar el desarrollo del proyecto de una manera formal, lo que hubiera ayudado a identificar deficiencias en el desarrollo. Los encuentros con las contrapartes locales para conocer el desarrollo del proyecto se estipularon de manera formal en el protocolo de acuerdo firmado por el comité técnico. En dicho protocolo se estipula la regularidad de las reuniones.

Con el personal local encargado de llevar a cabo la gestión del C.T.O. los encuentros se producían semanalmente o bien en situaciones de dificultad para resolver la problemática planteada sin embargo, hubiera sido interesante plantear una organización de resolución de problemas interno involucrando a las contrapartes en la resolución.

En relación a los recursos empleados fueron óptimos ya que estaban estipulados en los presupuestos del proyecto de cooperación internacional. En el caso de que hubiera un remanente de estos fondos económicos se determina de manera conjunta con el equipo qué aspectos del C.T.O. necesita un apoyo en recursos.

Los resultados de la puesta en marcha del proyecto hubieran sido diferentes sin los problemas internos y externos del equipo responsable. Pero es importante considerar los aspectos no previsibles de este tipo de intervención y plantear previamente a la puesta en marcha cuáles son estos posibles inconvenientes y su resolución. Se hubiera podido plantear que desde el principio un responsable en funciones en caso de vacaciones o cualquier eventualidad, como las acontecidas en el desarrollo de este proyecto, de modo que se hubiera evitado el desconcierto producido por la defunción del coordinador.

Proyecciones

Si se volviera a realizar un proyecto similar sería interesante modificar algunos aspectos para facilitar la puesta en marcha y así obtener resultados más satisfactorios. En primer lugar, sería importante contar con un terapeuta ocupacional en la identificación, formulación y ejecución del proyecto que no fuera la misma persona responsable de realizar la formación del personal. Esto dificulta la gestión durante el tiempo destinado a la formación y además, si existe algún conflicto o dificultad durante el tiempo de formación influye en el desarrollo del proyecto. Por otro lado, el tiempo necesario para llevar a cabo un proyecto de estas dimensiones debe ser mínimo de dos años de duración. De esta manera en el primer año se dedicará exclusivamente a la ejecución del proyecto y la planificación de su puesta en marcha y el segundo año a la formación y seguimiento de esta en su parte práctica. Sin embargo, se considera que favorecería el desarrollo del proyecto si la coordinadora de este fuera la misma terapeuta ocupacional encargada de la formación pero se estableciera una temporalidad más extensa para diferenciar ambas tareas o bien, se llevaran a cabo por terapeutas ocupacionales independientes. Si es la misma terapeuta ocupacional la duración del proyecto deberá ser más extensa para no solapar las funciones y así poder desarrollarlas de forma adecuada. La formación de estos profesionales debería ser en este caso más extensa y se recomienda que una vez recibida una formación inicial se establezcan formaciones periódicas para fortalecer aspectos necesarios desarrollados en el centro.

De la misma manera que el proyecto planteado debería realizarse el procedimiento llevado a cabo para aunar sinergias con los actores relevantes de la comunidad (ayuntamiento, ministerio de la acción social y la solidaridad nacional y ministerio de la salud) así como con actores que son determinantes en el buen funcionamiento de este recurso como son las diferentes asociaciones locales y los jefes locales. Asimismo, se considera oportuna la realización de reuniones con las personas afectadas por la enfermedad mental, las cuales fueron determinantes para identificar necesidades y ajustarse, en la medida de lo posible en el desarrollo del proyecto, a estas.

La participación en los diferentes eventos nacionales e internacionales, tanto del ámbito sanitario como social, para fomentar la sensibilización del proyecto también se considera algo que se debería repetir en ocasiones futuras pues facilita la puesta en marcha y la aceptación de dicho proyecto en la comunidad.

El trabajo conjunto con el personal local se considera determinante en la puesta en marcha de un proyecto similar así como el hecho de que un terapeuta ocupacional esté presente en todo el proceso. Si el terapeuta ocupacional conoce el contexto o si es posible que sea originario del mismo contexto, esto facilitaría la comprensión del impacto de la cultura y por ende minimizaría las dificultades surgidas como consecuencia de una falta de comprensión en este ámbito.

Por otro lado, se debería hacer de la misma forma tratar de encontrar los fondos para intentar desarrollar el máximo de infraestructuras dentro del C.T.O. de manera que no queden partes sin cubrir, pues si sólo se solicita financiación para una parte y quedaran partes inconclusas esto dificultaría la puesta en marcha real y la identificación de nuevas necesidades considerando las condiciones de la población general.

Del mismo modo, se deberían utilizar los recursos locales tanto para la ejecución del proyecto como para la sensibilización del mismo (prensa y radio local entre otros).

De los elementos nuevos que se sugieren sería recomendable incorporar en las intervenciones futuras la formación en materia de contabilidad para el administrador del centro así como un programa de formación continua del personal responsable del centro.

Además, sería importante incorporar más personal sanitario como de apoyo (guardián, personas encargadas de la limpieza, maestros de taller). Asimismo, si el personal del C.T.O. pudiese realizar unas prácticas, en un país de un contexto similar en el que exista la figura del terapeuta ocupacional en los centros de salud mental, para poder aprender de la experiencia y compartir sus inquietudes o bien en un país francófono en el que pudieran ver la puesta en marcha de un centro de características similares de manera que se pudieran extraer ideas para la puesta en marcha del centro en Houndé ya que sin esta visualización de la experiencia resulta difícil por un lado explicar el funcionamiento e integrarlo en un centro de nueva implantación.

Sugerencias

Entre las sugerencias para la sostenibilidad del C.T.O. sería interesante contar con el apoyo de personal especializado en la gestión de recursos sociosanitarios del distrito regional de salud que ayudara en la gestión del centro.

Para asegurar la sostenibilidad del C.T.O. el distrito sanitario debería responsabilizarse de apoyar en parte la adquisición del material necesario para la puesta en marcha de los talleres ocupacionales, sino en su totalidad por el gasto que esto implica, en una parte para facilitar así la adquisición del material necesario. Con respecto a esto, es importante tener en cuenta el país en el que se ubica el proyecto y las dificultades de los distritos sanitarios para hacer frente a las necesidades más básicas como pueden ser la comida y la medicación y la escasez de recursos con los que se cuenta de modo que no es evidente que priorice la compra del material de los talleres ocupacionales dentro de la distribución de su presupuesto. Por este motivo, cuando se seleccionaron los talleres ocupacionales se tuvieron en cuenta la accesibilidad y el coste de la materia prima considerando la accesibilidad de los mismos para las personas una vez hubieran terminado su estancia en el C.T.O. En este sentido, los productos realizados en los talleres ocupacionales pueden ser comercializados para apoyar en la compra de la materia prima. Asimismo, estos productos pueden ser realizados en la comunidad de las personas que asisten al centro y tienen como objetivo que estas puedan seguir realizando ocupaciones significativas que mejoren su estado de salud, su participación comunitaria así como un soporte económico fundamental que permita cubrir las necesidades básicas.

Con el fin de apoyar la sostenibilidad del C.T.O., en el tercer proyecto presentado, se identificó junto con el personal responsable del centro que sería de gran ayuda la construcción y puesta en marcha de una tienda ubicada en la comunidad. En esta tienda se exponen por un lado los productos realizados en los diferentes talleres ocupacionales (jabonería, sillas de hilo, *bogolán*, horticultura) para su posible comercialización y al mismo tiempo facilitar la sensibilización de la población en relación a la enfermedad mental. Así, tras la aprobación de dicho proyecto, se construyó en el recinto de la estación de autobuses de Houndé una tienda en la que se ubicarán los diferentes productos realizados en el C.T.O. y la venta de otros productos que ayuden a recaudar fondos para la sostenibilidad del centro.

Para asegurar la sostenibilidad de las personas que han estado en el centro en este tercer proyecto al que se hacía referencia con anterioridad se solicitaron fondos para crear un sistema de crédito para que las personas que regresaran a sus comunidades pudieran desarrollar ocupaciones significativas de manera de favorecer su estado de salud y la economía de la persona y sus familias.

Entre las dudas o inquietudes que se plantean en el momento actual destacan por un lado, si el sistema de microcréditos puesto en marcha podrá ser gestionado de manera efectiva, pues si tenemos en cuenta la realidad de la mayor parte de las personas que acuden al C.T.O. hay gran parte que no tienen un apoyo familiar y por ende no será fácil la incorporación de la persona a su comunidad. Otra de las inquietudes en relación a la puesta en marcha del C.T.O. está relacionada con el personal local responsable y las dificultades surgidas en el equipo y las repercusiones de esta situación en el funcionamiento futuro del C.T.O.

Entre las inquietudes también se encuentra actualmente en el C.T.O. es cómo hacer frente al coste de la comida de los usuarios alojados en el centro (si bien pagan una cuota ésta es insuficiente para costear la comida durante los tres meses de la estancia) así como, costear el pago del material necesario para la puesta en marcha de los talleres ocupacionales cuando las ventas del material realizado no se produce como se esperaba. En este sentido, sería importante crear convenios con los organismos públicos de la comunidad para que el jabón utilizado en estos recursos fuera administrado por el C.T.O. de modo que asegurase unos ingresos determinados pero para ello es importante que una persona se responsabilice de las ventas y de la difusión.

Recomendaciones

Es importante señalar que desarrollar un servicio de terapia ocupacional en un país en el que no existe referente es un reto personal y profesional (14). Este reto demanda una extensa variedad de estrategias personales y profesionales y un trabajo sincronizado entre profesionales de diferentes ámbitos de intervención. Sin embargo, este tipo de experiencias son de gran aporte para profundizar en aspectos de la profesión necesarios para implantar nuestra disciplina en un contexto ajeno a sus orígenes (4).

La realización de este proyecto facilita la consideración de aspectos personales y profesionales necesarios para que el desarrollo de la competencia cultural del terapeuta ocupacional. De este modo, el C.T.O., desarrollado a través de los proyectos de cooperación internacional para el desarrollo llevados a cabo por una ONGD española que interviene en Burkina Faso, permite realizar una introspección en el ámbito de la cooperación internacional para el desarrollo y en sus diferentes fases (identificación, formulación y ejecución) analizando qué aportaciones puede realizar el terapeuta ocupacional en cada parte del proceso y qué aspectos formativos son necesarios así como un análisis crítico de su desarrollo.

Por consiguiente, entre las recomendaciones que surgen para otros programas similares se recomienda que los terapeutas ocupacionales implicados tengan nociones de las diferentes estrategias y métodos de la cooperación internacional para el desarrollo así como conocimientos básicos de antropología del desarrollo de manera que se adopte una visión autocrítica determinante en el desarrollo de los proyectos.

Es importante que el terapeuta ocupacional haya tenido experiencias previas de trabajo en contextos ajenos al propio, lo cual es determinante en el desarrollo de la competencia cultural. Asimismo, se considera esencial la experiencia en el ámbito de la cooperación para el desarrollo principalmente en el área de coordinación de proyectos.

Otra de las recomendaciones que surgen se refiere a la temporalidad necesaria para desarrollar un proyecto de estas dimensiones considerando un tiempo mínimo de dos años para la puesta en funcionamiento de un recurso como este en un contexto similar.

Es importante considerar el análisis de las actividades significativas en el contexto en el que se realiza el proyecto, debido a que esto es determinante para la formación del personal y para la puesta en marcha del proyecto, dando respuesta a las necesidades reales de las personas beneficiarias.

Como en este tipo de proyectos el terapeuta ocupacional responsable de la coordinación del proyecto tiene que ser el facilitador de las alianzas establecidas con los líderes locales para asegurar la aceptación y la sostenibilidad del proyecto y sería interesante una formación básica sobre liderazgo, los aspectos políticos de la terapia ocupacional así como en el ámbito de la defensa de los derechos humanos.

Se debe fomentar la implicación de las contrapartes locales en la resolución de los conflictos o dificultades surgidas durante la puesta en marcha del proyecto como parte de las responsabilidades adquiridas y no debe gestionar esto el personal expatriado de la ONGD. Esta asignación de responsabilidades de todos los implicados es fundamental para asegurar una colaboración efectiva en el desarrollo del proyecto.

Es importante que desde el comienzo del proyecto todos los implicados conozcan el procedimiento propio de la cooperación internacional para el desarrollo en la que se basa la ONGD implicada en el proyecto, evitando malentendidos a lo largo del proyecto.

Se recomienda que la coordinación del proyecto sea llevado a cabo por un/a terapeuta ocupacional y no por varios expatriados. Es importante que sea la misma persona desde el inicio (identificación) hasta su finalización (ejecución y evaluación) debido a que la variación de expatriados responsables de proyecto también puede dificultar la puesta en marcha del mismo.

Si el proyecto se ubica fuera del distrito sanitario, lo cual así se consideró en el momento de la identificación por diferentes motivos, es importante que el responsable del distrito realice un seguimiento de lo que acontece en el C.T.O. en los diferentes niveles (asistencial, económico, organizativo) para asegurar la continuidad del servicio en el centro incluso en el caso de que ocurran incidencias como las que acontecieron en el transcurso del proyecto expuesto.

Por consiguiente, este proyecto nos facilita indagar qué aspectos formativos son necesarios para los terapeutas ocupacionales que desarrollan su trabajo en contextos ajenos al propio y al mismo tiempo conocer algunos aspectos personales y profesionales que pueden favorecer el desarrollo de proyectos similares así como realizar un análisis crítico de los principales postulados teóricos y prácticos que promueva el desarrollo de una terapia ocupacional significativa en los diferentes contextos en los que se desarrolla promoviendo el bienestar ocupacional de la población en general.

Bibliografía

1. Zango, I, Ulla S. La vida diaria de las mujeres con VIH/SIDA en Burkina Faso. Alcalá la Real (Jaén): Alcalá Grupo Editorial, 2009.

2. *Wilcock, A. An occupational Perspective of Health. Segunda edición. Thorofare: Slack Incorporated,* 2006.

3. *The American Occupational Therapy Association. «Occupational Therapy practice framework: Domain and Process (2nd ed.). Am J Occup Therapy 2008*: (62)625-683.

4. *Iwama M.K., S. Simó Algado. El modelo Kawa (río). Editado por Asociación Profesional Gallega de Terapia Ocupacional. Vers. electrónica. 2008.* **http://www.revistatog.com/num8/pdfs/modelo2.pdf** (último acceso: 30 de Diciembre de 2011)

5. *Iwama M.K. «Occupation as a cross-cultural construct.» En Occupation and Practice in Context, de Whiteford G. & Wright-St Clair V., 242-253. Marrickville: Elsevier,* 2005.

6. *Iwama M.K.* Ubicación en el contexto. Cultura, inclusión y terapia ocupacional. En Terapia ocupacional sin fronteras. Aprendiendo del espíritu de supervivientes, de Simó Algado S., *Pollard N., Kronenberg F.,* 127-140. Madrid: Medica Panamericana, 2006.

7. *Whiteford, G. & Wright-St Clair, V. Occupation and Practice in Context. Marrickville: Elservier,* 2005.

8. Días Barros, D., Garcéz Ghirardi M.I., Esquerdo Lopes R. Terapia ocupacional social: una perspectiva sociohistórica. En: *Kronenberg F.,* Simó S., *Pollard N.* Terapia Ocupacional sin Fronteras. Aprendiendo del espíritu de supervivientes. Madrid: Médica Panamericana; 2006. pp. 141-153

9. *Galheigo S.* Terapia Ocupacional en el ámbito social. Aclarando conceptos e ideas. En: *Kronenberg F.,* Simó S., *Pollard N.* Terapia Ocupacional sin Fronteras. Aprendiendo del espíritu de supervivientes. Madrid: Médica Panamericana; 2006. pp. 85 – 97.

10. *Kronenberg F., Pollard N.* «Superar el apartheid ocupacional: exploración preliminar de la naturaleza política de la terapia ocupacional.» En Terapia Ocupacional sin Fronteras. Aprendiendo del espíritu de supervivientes, de F., Simó Algado, S., *Pollard N., Kronenberg F.*, 58-84. Madrid: Médica Panamericana, 2006.

11. *Odawara E. Cultural Competency in Occupational Therapy: Beyond a Cross-cultural view of Practice. American Journal of Occupational Therapy 59*, nº 3 (2005): 352-334.

12. *Watson R., Swartz L. Transformation through occupation Whurr, 2004.*

13. *Hammell K.W. Sacred texts: A sceptical exploration of the assumptions underpinning theories of occupation.» Can J OccupTherapy 2009; 76, (1): 6-13.*

14. *Awaad, T. Culture, Cultural Competency and Occupational Therapy: A Review of the Literature. Brit J Occup Ther. 2003; 66(8) 356-362.*

5. Aportes de la Terapia Ocupacional a la intervención sociocomunitaria con población gitana en riesgo de exclusión social.

TO Daniel Emeric Méaulle

Magister en Educación y Rehabilitación de Conductas. Terapeuta Ocupacional en la Fundación Secretariado Gitano - Centro Penitenciario Madrid V.

Introducción

En el presente capítulo se recoge una experiencia de intervención desde terapia ocupacional dentro del ámbito sociocomunitario. En concreto, el proceso que a continuación se muestra, pretende describir analíticamente algunos aspectos relacionados con el planteamiento, el diseño y la implementación de diferentes proyectos de actuación en y con la comunidad, dentro de un recurso de atención a personas de etnia gitana que viven en condiciones de vulnerabilidad, al límite, o incluso por debajo, de los umbrales de la pobreza y que padecen las consecuencias derivadas de las situaciones de exclusión social.

En estas líneas, los lectores podrán encontrar un resumen de los aprendizajes y experiencias derivadas de más de tres años de práctica profesional con la comunidad gitana, a través de los cuales se espera poder arrojar algo de luz sobre una realidad compleja y analizar conjuntamente las principales problemáticas y necesidades ocupacionales de esta población, detectadas a partir de la puesta en marcha de proyectos de intervención y desarrollo comunitario, localizados en diferentes territorios de la ciudad de Madrid, y desde la óptica disciplinar de la terapia ocupacional.

Fundamentalmente, las acciones desarrolladas sobre las que después ahondaremos, se han orientado hacia la resolución de las dificultades de la infancia y la adolescencia de la comunidad, por lo que, será en el trabajo con niños, niñas, jóvenes y sus familias donde se posicionará el foco principal del análisis en el presente documento; si bien se guiará también a los lectores hacia otras situaciones problemáticas, igualmente relevantes y actuales, que pudieran ser de interés colectivo, motivo de investigación y profundización de cara al diseño de futuras propuestas de actuación para, en y con la comunidad.

Será un objetivo transversal de este capítulo alentar la valoración crítica sobre nuestro papel profesional como agentes comunitarios implicados en la gestión y la actuación sobre el entorno para el diseño, construcción y/o transformación de las ciudades hacia modelos más accesibles, inclusivos y habitables, así como sobre nuestra capacidad para renunciar a los elementos de poder vinculados a un determinado estatus, promocionando su legítima devolución a los miembros de la comunidad para la defensa y consecución de sus propios fines e intereses.

Los proyectos que han nutrido esta experiencia se encuadran dentro de un plan global de actuaciones orientadas a la promoción social de la comunidad gitana en todo el territorio estatal español, llevadas a cabo por una Entidad de carácter no lucrativo a través de la financiación y el apoyo de fondos públicos (europeo, estatal, autonómico y local) y privados. Las actuaciones propuestas se han enmarcado en diferentes áreas de intervención que han sido consideradas como prioritarias a través del análisis social e histórico de las necesidades y demandas del colectivo y de los estamentos públicos competentes. Es así como las áreas de atención a la infancia y la adolescencia y las dificultades derivadas de los procesos educativos quedaron definidas como uno de los principales focos de trabajo con la comunidad gitana dentro del contexto del que hablamos.

Desde esta perspectiva, que plantea una intervención de carácter integral, ligada a los procesos, etapas y roles vitales, congruente, por tanto, con el enfoque de la Terapia Ocupacional, se ha promovido la creación de equipos comunitarios multiprofesionales para el abordaje de las necesidades que presentan las familias gitanas que viven en situación de exclusión o riesgo social en distintas áreas (empleo, salud, educación, participación, vivienda, etc.). Equipos en los que aún la figura del terapeuta ocupacional es de incipiente e innovadora incorporación, a pesar de las notorias disfunciones y desequilibrios identificados en el desempeño ocupacional de la comunidad en su conjunto, como después podremos ver.

Cabe destacar que, como parte del aprendizaje adquirido en el transcurso de esta experiencia, se constató la necesidad de actuar a nivel intersectorial y global con el objetivo de promover "microcambios" estructurales en el sistema socioeconómico que favoreciesen, bajo criterios de equidad, la creación de más y mejores oportunidades de promoción para los miembros de este colectivo. De estas reflexiones surgen las propuestas para el desarrollo comunitario de los barrios y el trabajo en red con otras organizaciones y agentes, sobre las que también incidiremos en este capítulo como parte esencial de la propuesta de intervención desarrollada.

Antecedentes y Propuesta Teórica

Para el diseño de propuestas de intervención que partieran desde la óptica de la Terapia Ocupacional y se adaptaran de manera relevante a realidades tan específicas y a la vez tan desconocidas para los terapeutas ocupacionales de nuestro país (hasta ahora muy carentes de formación y experiencia en intervención comunitaria con este tipo de grupos poblacionales) se hizo necesaria la identificación de las necesidades ocupacionales y de las principales dificultades para el afrontamiento de la vida cotidiana de la población gitana, diana de nuestras acciones.

La recopilación de información que contribuyó al planteamiento de medidas ajustadas a dichas necesidades y, en consecuencia, al desarrollo de iniciativas verdaderamente significativas para la población, fue posible gracias al contacto establecido a partir de la experiencia de trabajo directo con menores gitanos y sus familias asentados en diferentes distritos periféricos de la ciudad de Madrid.

Los miembros de las familias y, fundamentalmente, los menores, quienes iban a ser beneficiaros directos de las principales actuaciones, participaron, a través de encuentros, sesiones informativas, entrevistas y grupos de reflexión y debate en la identificación de las principales problemáticas y el planteamiento de posibles propuestas de acción para su resolución. Además, se contó en muchos de los casos con las aportaciones de otros informantes clave de la comunidad: vecinos, otros agentes sociales, educativos y de salud, representantes institucionales, técnicos, referentes de organizaciones locales y colectivos vecinales, religiosos, personas mayores, los propios miembros del equipo multidisciplinar, etc. que pudieron facilitarnos su visión acerca de las necesidades detectadas y debatir sobre la viabilidad de las propuestas realizadas por los jóvenes y/o sus familiares.

Teniendo en cuenta nuestra principal meta y nuestra ubicación en el territorio, y ante la necesidad de ofrecer respuestas adaptadas y sostenibles a las demandas realizadas, se hacía necesaria la coordinación con otros recursos existentes a través de los cuales establecer posibles vínculos y sinergias, la observación directa de las dinámicas relacionales y de la vida en comunidad en los diferentes contextos cotidianos de desempeño (plazas, domicilios, parques, escuelas, etc.) así como la evaluación crítica de los diferentes entornos y la revisión bibliográfica sobre estudios o investigaciones socio-demográficas en relación con las temáticas a trabajar.

Conocer en profundidad estas realidades no sólo ha permitido una aproximación al trabajo en y con la comunidad adquiriendo competencias y actitudes profesionales necesarias, sino que ha promovido una reflexión crítica sobre nuestro papel como agentes facilitadores de cambios sociales y la necesidad de llevar a cabo intervenciones de carácter estructural que beneficien a toda la sociedad en su conjunto y que operen también sobre los orígenes de las problemáticas y no solamente sobre los efectos visibles o más llamativos que sufren, con mayor frecuencia, sus miembros más vulnerables. Además, en el afrontamiento de realidades tan diversas, desconocidas y posiblemente traspasadas por matices culturalmente diferentes a los de nuestra óptica disciplinar (construida a partir de modelos de orígenes occidentales que, muchos de los casos, asumimos y exportamos sin crítica previa), este análisis pormenorizado, permite desarrollar nuestra capacidad para identificar las dificultades o riesgos para el desempeño en cualquiera de las áreas ocupacionales promocionando intervenciones que resulten verdaderamente significativas y en las que cada actividad contemple aspectos esenciales para sus destinatarios, generando espacios en los que se sientan protagonistas y en los que encuentren referentes culturales propios que, por lo general, les son ajenos en la mayoría de contextos en los que desarrollan sus acciones e intentan participar. Cuidar la forma y el fondo con el que nos aproximamos a realidades culturalmente distintas a las propias es esencial para evitar la "colonización" de acciones de inclusión propuestas desde un afán asimilacionista y etnocéntrico (1) (2) pues tal y como plantean *Iwama* y Simó (3) *"siempre existe el riesgo de importar nuestra propia cultura y, como consecuencia, modelos de comportamiento y significados que podrían desbaratar el modo de vida de un pueblo".*

Cuando además nos referimos a una comunidad como el pueblo gitano, aún sometida al peso de los prejuicios y la discriminación (4), con mayor pertinencia y pericia deberíamos tener en cuenta los factores sociales "macro-estructurales" y su repercusión sobre la reproducción generacional de la dependencia institucional y la creación y el sostenimiento del estigma social (5) que con demasiada asiduidad les acompaña en sus apariciones públicas en los medios de comunicación y, por extensión, en las voces de la sociedad en general. No sólo para evitar la interferencia en las actuaciones profesionales de nuestros más que previsibles prejuicios o imágenes estereotipadas, construidas desde la distancia social y la reproducción del discurso mayoritario vacío de autocrítica, sino para promover, a través de nuestras acciones, cambios en el imaginario colectivo (43) en pro de la consecución de una igualdad de trato y de oportunidades efectiva y real.

En este espacio es obligado abrir un paréntesis para remarcar que la población gitana en España se encuentra, en su gran mayoría, en una situación de plena incorporación social normalizada y que la intervención que en este capítulo se muestra se centra únicamente en una minoría en la que confluyen multitud de factores que repercuten en su participación, calidad de vida y desarrollo y que, en muchos de los casos, escapan a sus posibilidades personales de actuación (6). Existe, por tanto, una mayoría gitana incorporada efectivamente a una vida cotidiana en sociedad, invisibilizada por las problemáticas mediatizadas que afectan a una minoría más vulnerable, produciéndose un doble y peculiar proceso de exclusión: el que sufren aquellos ciudadanos que pasan desapercibidos pero a los que se les niega o restringe el acceso a una vida plena en el momento en el que se les vincula a las problemáticas derivadas de la marginalidad y el de aquellos cuyos recursos personales y redes de apoyo no son suficientes para sobreponerse a las condiciones de exclusión generadas por el peso de fallas endógenas de un sistema que reproduce categorías diferenciadas de ciudadanos, marcando sólidas barreras entre los que tienen y no tienen "capacidad" para la producción y/o el consumo.

El procesamiento de la información recabada se estructuró en base al Modelo Persona-Medio-Ocupación (PEO, por sus siglas en inglés) (7) (8) (6) seleccionado por reunir unas condiciones que favoreciesen una conceptualización sencilla de una problemática multifactorial y compleja, que pudiera reflejar una filosofía de intervención centrada en la persona, propia de la disciplina, y que sirviese, además, como vía para facilitar una comunicación fluida con los miembros de la comunidad y de los equipos multidisciplinares.

Como veremos, esta estructuración facilitó la identificación de los riesgos potenciales o las dificultades detectadas en el desempeño, que fueron categorizadas, para una mejor comprensión, en función de las áreas ocupacionales (actividades básicas de la vida diaria, actividades instrumentales de la vida diaria, educación, trabajo, juego, participación social y ocio) definidas en el "Marco de Trabajo para la Práctica de Terapia Ocupacional: ámbito de competencia y proceso" (9) lo que sirvió para fortalecer la justificación de nuestra presencia profesional como disciplina y orientó las líneas posteriores de intervención. En este sentido, procede definir el desempeño ocupacional como "la habilidad para elegir, organizar y realizar satisfactoriamente ocupaciones importantes que se definen culturalmente y son apropiadas, según la edad, para cuidar de uno mismo, disfrutar de la vida y contribuir a la estructura económica de una comunidad" (10); habilidad condicionada por las "oportunidades", cuya importante influencia sobre el desempeño algunos autores también nos animan a valorar con la misma tenacidad (8) (11).

Con el afán de incidir sobre una comprensión multidimensional de las situaciones problemáticas, planteando un abordaje global e integrador, se desarrollan, de manera más extensa, los principales resultados del análisis de necesidades en el siguiente apartado del capítulo.

A continuación, tan sólo se enumeran las principales dificultades identificadas y clasificadas por áreas ocupacionales (tabla 7) muchas de las cuales, no hacen referencia directa a la situación de los menores de la comunidad, pero sí interfieren en el desempeño ocupacional de alguno de los miembros de las unidades de convivencia o se encuentran generalizadas afectando a gran parte de la comunidad.

Área ocupacionales principales problemáticas detectadas
Actividades Básicas de la Vida Diaria
Higiene, vestido y/o alimentación deficitaria.   Problemática derivada de situaciones de pobreza o de hábitos cotidianos poco saludables.
Actividades Instrumentales de la Vida Diaria
Dificultades en la crianza de los hijos   Dificultades para el uso del transporte público.   Dificultades para la gestión de los propios recursos.   Seguimiento deficitario de los tratamientos sanitarios.   Problemas asociados a la vivienda.   Problemas derivados de la enfermedad y/o la discapacidad.
Educación
Fracaso y absentismo escolar.   Abandono prematuro de los estudios.   Analfabetismo.   Saturación del profesorado.   Brecha digital.   Escasa participación en actividades formativas en el ámbito de la educación no formal.
Trabajo
Desempleo.   Dificultades para acceder al mercado laboral regularizado.   Escasa cualificación profesional.   Dificultades para la búsqueda y el mantenimiento del empleo.   Dependencia institucional.

Juego
Inexistencia de espacios apropiados.
Patrones de juego inadaptados.
Escasa dedicación familiar al juego con los menores.

Participación Social
Escasa participación social a nivel general.
Nula representación vecinal e institucional.
Estigma social, prejuicios.
Conflictividad.
Deterioro de los entornos.
Problemas en la dinámica familiar.

Ocio y tiempo libre
Actividades de ocio y tiempo libre poco saludables.
Inexistencia de espacios apropiados.
Ausencia de alternativas de ocio.
Escaso control familiar sobre las actividades de ocio de los jóvenes.
Excesivo tiempo libre dedicado a un ocio poco significativo en detrimento de otras actividades.

Tabla 7

La Comunidad en y con la que se interviene

A continuación se muestran los principales resultados obtenidos en el análisis y la identificación de las necesidades de la comunidad con la que se intervino, partiendo, como ya se ha mencionado, de una óptica que pretende ir más allá de la valoración de las características individuales, habilidades y patrones de desempeño de los sujetos, evitando así su exclusiva culpabilización, y remarcando la corresponsabilidad social en los procesos de exclusión, pues, como afirma *Stephen Covey*, citado por Alex Rovira (30), "para ser parte de la solución, primero debemos asumir que somos parte del problema" y, por tanto, se hace imprescindible tener en cuenta también, los factores contextuales (entendidos en su sentido más amplio) y las demandas de las actividades (9).

En este sentido, cabe señalar que la mayoría de las acciones desarrolladas se centraron en las necesidades de niños y jóvenes de la comunidad, prestando especial interés a la etapa escolar obligatoria, comprendida en España entre los 6 y los 16 años. La mayoría de las familias contactadas eran de etnia gitana y de origen autóctono (español) aunque también participaron del análisis y las posteriores actuaciones, personas de etnia gitana y origen inmigrante u otras familias no gitanas con o sin dificultades socio-económicas, autóctonas e inmigrantes.

A través de la observación directa y el contacto con informantes del entorno, cercanos a estos menores (fundamentalmente familiares y agentes de la educación formal y no formal) se detectan déficits en habilidades sociales y de comunicación. Se constata, a partir de la experiencia de trabajo y el acompañamiento cotidiano a los propios protagonistas, la existencia, en la mayoría de los casos, de una desmotivación y falta de interés hacia muchas de las actividades cotidianas (fundamentalmente aquellas relacionadas con el ámbito educativo), y una baja autoestima, soterrada bajo una actitud, en ocasiones altiva, que deriva en la trasgresión de normas o en problemas de conducta y conflictividad que entorpecen su participación en los entornos cotidianos de desempeño. Llama la atención las escasas perspectivas personales de futuro y las dificultades para reconocer sueños y metas vitales lo que se traduce en la incapacidad para proyectarse en el futuro completando, por ejemplo, unos estudios medios o superiores o en una inclinación hacia la reproducción de unos patrones sociales y familiares tradicionalmente asignados y asumidos.

Parece relevante señalar que, del imaginario familiar y profesional próximo, así como del discurso social predominante, se desprende cierta "conformidad" en lo que respecta a las bajas expectativas ocupacionales esperadas para estos menores, lo que denota una tendencia a la atribución de un rol social preestablecido para los niños, niñas y jóvenes de la comunidad gitana, confiando poco, o nada, en su desarrollo personal en áreas como la educación, el trabajo o la participación social.

Sin embargo, a pesar de las dificultades detectadas en el análisis de sus realidades y de las orientaciones hacia la reproducción de determinados modelos y, en consecuencia, de una dependencia social ya vivida por sus padres, madres, abuelos y abuelas, muchos de los menores refieren estar dispuestos a recorrer caminos diferentes y luchar por sus sueños ocupacionales (8), constatando la existencia de personalidades resilientes, con capacidad para sobreponerse y vencer las adversidades de su entorno (12) (13). De hecho, la mayoría de estudios consultados, destacan que los niños y niñas gitanas, junto con las mujeres adultas, son los grupos abanderados de la promoción y el cambio social dentro de la comunidad (14).

Respecto a las ocupaciones, por su incuestionable influencia sobre la dinámica familiar, la actividad y los sueños ocupacionales de los menores se contemplaron, dentro del análisis, las necesidades y demandas recogidas en relación con las actividades productivas de los adultos. En este sentido, se advirtió una elevada tasa de temporalidad, la ocupación en oficios tradicionales y empresas familiares de baja rentabilidad, desprotección, no regulación de las actividades laborales, etc. (15). Se destaca, también, una alta tasa de desempleo, serias dificultades para acceder a otro tipo de mercado laboral más estable debido a los bajos niveles de cualificación de la población adulta actual, y un porcentaje importante de familias que subsiste gracias a las rentas sociales y a las ayudas económicas o de otro tipo, facilitadas por la administración pública y/o las ONG. A ello se une la existencia de un porcentaje importante de familias en las que se dan diferentes grados de analfabetismo, lo que genera aún más dificultades para la participación y un importante grado de dependencia institucional en todos los ámbitos.

En lo referente a las ocupaciones de los menores, se han podido reconocer, a través de la elocución de sus propias experiencias, vivencias frecuentes de frustración en la realización de sus actividades cotidianas: dificultades para entender y realizar las tareas escolares, búsqueda de afecto y refuerzo constante, sentimiento de inferioridad por no disponer de material o usar ropa en mal estado, tristeza por no poder participar en una excursión por motivos económicos, escasas alternativas de ocio y sensación de tiempo mal invertido o perdido, sentimiento de "desatención" en los centros educativos o de frustración en relación con las decisiones de los padres que tienen que ver con sus actividades y relaciones, dificultades para entender y asumir la imposibilidad de acceder al circuito de la competitividad y el consumo de masas de la sociedad actual (16), etc.

Sobre sus rutinas ocupacionales, cabría destacar que muchos de los menores carecen de unos hábitos básicos para la estructuración de su día a día. Empezando porque muchos de ellos, acuden de forma irregular a la escuela, llegan con frecuencia tarde o dependen de otros familiares o de las condiciones medioambientales para poder asistir. Las ocupaciones laborales u otras actividades de los miembros de la unidad familiar, tampoco contribuyen a la adecuada organización del tiempo de los menores como se puede deducir de lo anteriormente descrito.

Los niños de menor edad tienen dificultades para explorar una gama amplia de actividades lúdicas y recreativas, no tanto por una falta de capacidad para ello, sino más bien por una carencia de espacios apropiados, por la ausencia de un tiempo de dedicación al juego por parte de los padres y madres, por falta de recursos económicos o materiales, etc. Es habitual encontrar menores que presentan patrones de juego inadaptados, dificultades para seguir el juego de normas, baja tolerancia a la frustración, actividades lúdicas inapropiadas o poco adaptadas a su edad, etc. En este sentido, el acceso y la utilización de recursos comunitarios para el ocio y el tiempo libre por parte de las familias es escaso o nulo, por lo que la mayor parte del tiempo libre transcurre delante del televisor y/o los juegos virtuales (en ocasiones no apropiados a la edad) o en la calle, muy frecuentemente sin la presencia de ningún adulto, con los consiguientes riesgos que ello puede llegar a suponer.

Respecto al rol de estudiante, muchos de los chicos gitanos con los que se ha trabajado tienen una visión muy instrumentalizada de la educación y con frecuencia contemplan como suficiente el aprendizaje de la lectura y la escritura. Por el contrario, las niñas gitanas tienen una mayor motivación y una más alta valoración de la funcionalidad de los estudios y de la capacidad de éstos para proporcionar mejores oportunidades de cara a la vida y el empleo (17). Estas diferencias en la visión del rol estudiantil con respecto a la población general se traducen en elevadas tasas de absentismo escolar y abandono prematuro de los estudios (17). Tras el abandono, muchos de los adolescentes pasan a incorporarse a otro tipo de roles relacionados, normalmente, con las actividades productivas familiares, en el caso de los chicos; y con el cuidado y mantenimiento del hogar u otros familiares, o la preparación para el matrimonio y la maternidad, en el caso de las chicas. Todo ello, nos hace suponer una retroalimentación negativa entre la desmotivación hacia la formación de los propios menores, la orientación de los adultos gitanos hacia la asunción de nuevos roles y la ausencia de expectativas de éxito que promueve el discurso de la sociedad general.

Además de permitirnos identificar diferencias significativas en la construcción de patrones ocupacionales y expectativas vitales en función del sexo, lo que habrá de ser tenido en cuenta para el abordaje de las dificultades, desequilibrios y malestares derivados de los roles de género masculino y femenino. En esta abrupta transición hacia la vida adulta que supone la asignación de nuevos cometidos dentro del grupo, juegan un importante papel las necesidades familiares, y también la concepción de la comunidad en torno al rol de adolescente, ya que muchas familias gitanas tienden a considerar a los jóvenes como personas adultas, lo que influye considerablemente en su continuidad educativa y, por consiguiente, en toda su esfera ocupacional y relacional.

Algunos de estos menores han mantenido contactos iniciático con el consumo de sustancias como el tabaco, el alcohol o el cannabis, propio de las etapas adolescentes. Sin embargo, estos hábitos incipientes se ven fortalecidos y sostenidos en el tiempo ante la inexistencia de otro tipo de actividades que ayuden a suplir un tiempo de ocio poco saludable, ante la carencia de recursos comunitarios que promuevan alternativas efectivas y ante la evidente presencia y el fácil acceso a las drogas que se da en los contextos de marginación y pobreza. De la misma manera, algunos de estos menores se inician en pequeños robos y/o peleas originadas por ruidos, deterioro de los espacios comunes y problemas de convivencia vecinal. Como consecuencia de todo lo señalado con anterioridad, se dan con relativa frecuencia matrimonios y embarazos a edades muy tempranas y embarazos no deseados (18).

Con el objetivo de llevar a cabo un análisis lo más completo posible de la realidad, reafirmando la tesis fundamentada en que nuestra subjetividad ciudadana presente se sostiene y se construye sobre la base del desarrollo socio-histórico de nuestro contexto pasado, se han tenido en cuenta aspectos institucionales, políticos e historiográficos referentes a la comunidad gitana. En este sentido, Teresa San Román (19) afirma que "desde su entrada en España han pesado sobre la comunidad gitana, leyes específicas, decretos de expulsión, iniciativas para evitar su nomadismo e incluso, políticas de exterminio étnico como la orden del 30 de julio de 1749 que promulga que todos los gitanos, hombres, mujeres y niños, debían ser capturados y enviados a presidios, arsenales y minas de Almadén". Todas estas acciones no pueden ser obviadas en una reflexión que pretenda ser verdaderamente crítica sobre el proceso de incorporación social de este grupo poblacional a su entorno, y tenerlas en cuenta nos facilita indicadores para la comprensión de los sentimientos de desarraigo o las luchas, aún en plena actualidad, por el reconocimiento de la identidad cultural gitana en todas y cada una de las esferas de la vida cotidiana.

Según esta misma autora, uno de los principales problemas que encontramos para analizar la situación de la comunidad gitana en España, es la ausencia de documentación de origen gitano (también de investigación en el ámbito de la salud (1). Hasta hace no mucho tiempo, la visión predominante sobre esta comunidad se basaba en leyes y literatura desarrolladas por la comunidad paya; escritos que han contribuido a crear una imagen deformada del pueblo gitano (19) lo que nos orienta, una vez más, hacia nuestra corresponsabilidad en la construcción de una sociedad tolerante (por acción u omisión) con la utilización sostenida de la diferencia con un afán excluyente y discriminatorio.

En la comunidad gitana la familia es el seno en el que tradicionalmente recaía la responsabilidad de la educación de los más pequeños, centralizándose ésta en la figura materna fundamentalmente. Entre las familias con las que se ha trabajado, los estilos educativos adoptados de manera predominante son el permisivo y el autoritario, frente al estilo democrático facilitador del desarrollo del infante (20) (21). Se analizaron las problemáticas y necesidades de unidades familiares en las que la juventud o las carencias educativas de los progenitores podrían llegar a suponer un hándicap en el desempeño adecuado de los roles paternos y/o maternos. Otras circunstancias que se dan de manera aislada como la convivencia de varias unidades familiares en una misma vivienda, la falta de alguno de los progenitores, la desestructuración familiar, cierto grado de conflictividad o incluso situaciones puntuales y extremas de maltrato, violencia de género o abandono repercuten también negativamente en el desarrollo de las capacidades de los menores de manera rotunda.

Como ya se ha dejado ver a lo largo de estas líneas, no podían descartarse del análisis, aquellos aspectos asociados a lo cultural, pues el conjunto de personas con las que se ha trabajado posee creencias, costumbres, estilos de expresión de emociones, acontecimientos ligados al desarrollo vital, expectativas y, en definitiva, peculiares visiones a través de las cuales contemplar la realidad (22) compartidas, comunes y significativamente características; rasgos que no sólo contribuyen a la definición de una identidad grupal, sino que dibujan sobre un original lienzo, matices en el desempeño ocupacional de cada uno de sus miembros. Esta influencia, observable en lo cotidiano, deberá ser tenida en cuenta en los planteamientos futuros de intervención si queremos encontrar el éxito, pues atraviesa los focos de interés, los significados, la identidad y, en definitiva, el hacer, el ser y el llegar a ser (23) de las personas a las que acompañamos.

Sobre la estructura institucional con la que se relacionan en mayor medida los niños y jóvenes, cabría destacar que, a pesar de la legislación vigente en España para la atención a la diversidad y las necesidades educativas especiales (44), aún queda mucho camino por recorrer para alcanzar un modelo educativo óptimo. El fracaso escolar, la saturación del profesorado, la masificación en las aulas, la necesidad de ajustar aún más las adaptaciones curriculares a las nuevas realidades sociales, la necesidad de incrementar la formación específica para la atención a la diversidad, la ausencia de referentes culturales dentro del contexto escolar, la desconexión existente entre escuela y entorno, el predominio de una educación basada en una única realidad culturalmente dominante, los costes económicos de la educación, o la progresiva privatización de los servicios públicos, etc. son sólo algunas trabas que dificultan el acceso, la permanencia y el éxito de los menores de origen gitano en el sistema educativo o que contribuyen a que sus familias contemplen la escuela y el instituto como medios ajenos a su propia identidad, incluso hostiles y peligrosos para sus hijos.

De la misma manera, se tuvieron en cuenta aspectos relevantes asociados a las condiciones de habitabilidad de las viviendas así como, cuestiones relacionadas con la dotación de recursos de los barrios. Destacaremos que, la mayoría de las familias había pasado por un proceso de realojo1 y que, aún un porcentaje pequeño de ellas, vivía en infraviviendas dentro de poblados chabolistas. Es decir, que dentro de los hábitos y rutinas cotidianas que tenían que ver con lo vecinal, muchas de estas personas estaban habituadas a otros contextos y dinámicas de funcionamiento; por lo que, el cambio repentino a una vivienda en altura y a la convivencia dentro de una comunidad que tiene sus propias normas, horarios y que ejerce sus propios mecanismos de control, supuso en muchas ocasiones el origen de conflictos y el deterioro de espacios. Además de una incidencia no poco desdeñable de trastornos como ansiedad, depresión, insomnio y otros, que pudieran estar relacionados con este proceso de adaptación a un nuevo contexto.

Respecto a los entornos de realojo evaluados, podríamos destacar que, la gran mayoría de los mismos no reunía las condiciones óptimas deseables. La planificación urbanística de los barrios o la arquitectura de las viviendas no era facilitadora de la convivencia. La estructuración de los pasillos, la estética de los recintos, la falta de luminosidad, el tapiado de las puertas para evitar las ocupaciones ilegales, la suciedad, la presencia de vigilantes de seguridad, la distribución territorial y la ausencia de recursos comunitarios, configuraban entornos poco normalizados que no contribuían al adecuado desarrollo de los menores. A esto se sumaba el número de familias realojadas dentro del proceso por el cual algunas de las familias, sobre todo aquellas en situación de gran necesidad, son reubicadas en viviendas de protección oficial facilitadas por la administración pública en condiciones de mayor accesibilidad, abandonando así sus infraviviendas (ubicadas generalmente en poblados chabolistas) con el objetivo de mejorar su calidad de vida.

Dentro de los propios domicilios, el elevado número de miembros o la convivencia de varios núcleos familiares, provoca que los menores carezcan de un espacio físico adaptado para desarrollo de sus ocupaciones (mesa en la que hacer los deberes, espacio para jugar, lugar de reunión con los familiares y/o amigos, sitio tranquilo y luminoso para estudiar, etc.).

En el análisis de las características de los barrios, tenidos en cuenta como escenarios con la capacidad para suministrar nuevas alternativas y oportunidades, se confirmó que carecían de infraestructuras potentes que facilitasen un tiempo de ocio alternativo, que desarrollasen actividades accesibles para los menores y sus familias, de parques, zonas de juego infantil, bibliotecas, transportes, espacios de reunión para jóvenes, recursos culturales y, en definitiva, de los bienes y servicios públicos que disfrutamos la mayoría de los habitantes de otras zonas de la ciudad. Bienes y servicios, que promueven y apoyan nuestro desarrollo y facilitan nuestro pleno ejercicio de ciudadanía.

Teniendo en cuenta todos los aspectos mencionados con anterioridad en relación con las características de las personas, sus ocupaciones y los contextos en los que tenían lugar sus acciones, se propone un diagnóstico ocupacional que define situaciones de injusticia, privación y/o discriminación ocupacional enmarcadas en un sistema de apartheid ocupacional (24).

Dicho diagnóstico, que pone de manifiesto las disfunciones ocupacionales presentes en el desempeño cotidiano y sus consiguientes repercusiones sobre la calidad y la satisfacción vital, las oportunidades para el desarrollo y la capacidad de participación de los miembros de la comunidad, se ve reforzado por algunos datos que se desprenden de investigaciones recientes sobre la salud de este grupo étnico y que a continuación mostramos:

- La mortalidad infantil es 1,4 veces mayor que la media nacional y la esperanza de vida para la población gitana es de 8 a 9 años por debajo de la media española (25).
- Existe una mayor incidencia de enfermedades infecciosas como hepatitis B, C y VIH (26) (27) y congénitas (28).
- El porcentaje de menores de 15 años gitanos que han sufrido, en el último año, alguna dolencia o enfermedad que ha limitado su actividad cotidiana durante más de diez días es mayor que el de la población general (29).
- Existe una mayor tasa de accidentalidad que la población general (29) (31).
- Un porcentaje importante de la población gitana con dificultades para la realización de AVDs tiene déficit de apoyo social (29).
- Existe un uso abusivo de los medicamentos (1).
- Se da un mayor índice de sobrepeso y obesidad entre los menores de 2 a 17 años que en la población general (29).
- La población gitana adulta (entre 64 y 75 años) es más dependiente y tiene más limitaciones para sus AVD que la de la población general (29).
- Las personas de etnia gitana con discapacidad sufren una doble marginación, a la que se suma una tercera forma de exclusión si son mujeres (32).

A partir de ello se plantea la propuesta de intervención que a continuación desarrollaremos, incidiendo sobre aquellas cuestiones identificadas como problemáticas o potencialmente de riesgo para el desempeño y la participación ocupacional de los niños y jóvenes de la comunidad gitana en su entorno.

Metodología de Abordaje

La finalidad de la propuesta de acción que desde el enfoque de Terapia Ocupacional se planteó fue mejorar la situación socio-educativa de los menores de etnia gitana a través de actuaciones a nivel personal, familiar y comunitario para lo cual se definieron los siguientes objetivos generales de intervención:

- Trabajar con los menores, la adquisición de hábitos y rutinas cotidianas que contribuyan al desempeño normalizado del rol estudiantil.
- Desarrollar estrategias y habilidades de interacción social útiles para mejorar la capacidad comunicativa de los participantes, la resolución efectiva de los conflictos, el afrontamiento de situaciones de riesgo y la expresión de las propias necesidades y emociones.
- Motivar entre los menores y sus familias la exploración y el uso regular de los recursos comunitarios existentes.
- Promocionar la adquisición y el mantenimiento de rutinas saludables en las actividades de la vida cotidiana.
- Ofrecer estrategias para mejorar la competencia familiar en la crianza de los hijos y el desempeño de los roles paternos y/o maternos.
- Asesorar a las familias sobre la gestión económica de elementos de la vida cotidiana.
- Promover un aumento en la participación social de los miembros de la comunidad en su contexto.
- Asesorar a trabajadores y agentes de la comunidad en la comprensión de las peculiaridades de las familias gitanas y la toma de conciencia sobre las problemáticas derivadas de las situaciones de exclusión.
- Contribuir, a través de la acción cotidiana, a la promoción de otra imagen pública del pueblo gitano.
- Generar espacios y redes que favorezcan la comunicación interprofesional y vecinal y que potencien la acción reflexiva, la participación social y la dinamización de la vida cotidiana de los barrios.

Para la consecución de los objetivos planteados se tuvieron en cuenta varias líneas de actuación en cuyo marco se implementaron acciones específicas bajo un abordaje tanto individual como grupal con los menores; teniendo siempre presente la necesidad de establecer vínculos comunicativos con la familia y la comunidad.

En el cuadro 1.2. se recogen las principales acciones desarrolladas, algunas de las cuales venían a complementar intervenciones de otros miembros del equipo multidisciplinar o incluso de otros recursos de la comunidad. Es importante remarcar, que la obtención, en el análisis de necesidades, de unos resultados que dibujaban una sociedad con una problemática compleja, interferida por multitud de factores (en la que la consecución del "sueño americano" (33), logrado únicamente a través del tesón y los esfuerzos individuales, se convertía en algo anecdótico) reforzó el planteamiento de orientar nuestras actuaciones hacia un trabajo coordinado entre los diferentes recursos existentes en la comunidad, en pro de dar respuesta a las necesidades que no quedarían cubiertas por nuestras propias acciones. Lo que implicó, como veremos con posterioridad, un ejercicio de responsabilidad para la asunción de nuestras propias limitaciones y la reducción de nuestra sensación de omnipotencia ante las realidades que enfrentábamos, derivando nuestra perspectiva inicial de actuación comunitaria hacia procesos inicialmente no previstos.

Acciones desarrolladas	Líneas de Actuación / Destinatarios
• Planes de acogida en centros educativos. • Talleres socio-educativos (habilidades sociales y apoyo educativo). • Grupos de juego y creatividad. • Actividades de ocio y tiempo libre. • Talleres de exploración vocacional y búsqueda de empleo. • Acceso y formación en nuevas tecnologías. • Sesiones de promoción de la salud y prevención de la enfermedad. • Sesiones sobre actividades de la vida diaria (transporte, vestido, estética personal, alimentación, compras, etc.). • Actividades culturales en recursos educativos u otros de la comunidad. • Derivación a otros recursos especializados y coordinación con los mismos. • Actividades abiertas a la participación del barrio. • Actividades festivas y rituales en fechas señaladas. • Acompañamientos.	Individual / Los menores
• Escuela de familiares. Sesiones formativa e informativa. • Derivación a recursos específicos: Servicios sociales, empleo, salud, etc. Y coordinación con los mismos. • Apoyo a la gestión del hogar en	Familiar / Las familias

coordinación con otros miembros del equipo. • Formación de adultos: talleres de participación a través de las TIC.	
• Colaboración de los menores y las familias en los recursos de la comunidad. • Reuniones con los referentes de la comunidad. • Asesoramiento a técnicos y profesionales. • Diseño y/o difusión de las acciones de sensibilización y lucha contra la discriminación. • Creación y dinamización de una Red de coordinación interprofesional. • Creación y dinamización de grupos participativos en la comunidad.	Comunitaria / La sociedad

Tabla 8

Análisis del Proceso y Resultados

A continuación se mostrarán los principales resultados de la intervención desarrollada, no sin antes remarcar, que los beneficios alcanzados o que puedan desprenderse de las actuaciones emprendidas son fruto del esfuerzo conjunto y coordinado de múltiples actores, entre los que destacan, como verdaderos protagonistas por encima de cualesquiera otros, las personas con las que las que se ha trabajado; sin cuya voluntad, compromiso, capacidad de sacrificio y afán de superación, todo hubiera sido en vano. Conviene también, hacer conscientes una vez más a los lectores, de la incuestionable complejidad de las problemáticas abordadas y de la necesidad de valorar la intervención como un proceso a largo plazo, en el que la consecución de objetivos tendrá lugar de manera lenta y paulatina, teniendo en cuenta que, en muchas ocasiones, puede que no lleguemos a ver la germinación de las semillas sembradas.

En esta línea, cabe mencionar que los terapeutas ocupacionales estamos acostumbrados a que las personas acudan a nuestros servicios, bien por iniciativa propia o bien por derivación de otros profesionales, pero siempre ante la clara existencia de una causa subyacente que motiva un cese en la rutina cotidiana y el inicio de un proceso rehabilitador. Sin embargo, en el ámbito comunitario, en el que prima sobre nuestras actuaciones un carácter preventivo y de promoción de la salud, "no existe tal causa" (o al menos la justificación es mucho más difusa) lo que genera dificultades en la identificación de los beneficios potenciales que conllevaría formar parte del proceso propuesto. Por ello, es imprescindible que, previo al inicio de las intervenciones, se implementen planes específicos de difusión y captación, a través de los cuales podremos abrir y aproximar nuestro recurso y nuestra figura a la comunidad, informar sobre nuestras propuestas, devolver a la población los resultados del análisis de necesidades, motivar su participación activa, recibir sugerencias y alternativas de mejora, etc.

Por tanto, la mera formación de grupos más o menos estables de niños, niñas y jóvenes de la propia comunidad, que tuvo lugar, tras las acciones de difusión desarrolladas en los diferentes barrios en los que se intervino, se podría considerar como un resultado observable y exitoso en sí mismo, lo que se avaló con posterioridad, con el mantenimiento de la participación activa, prolongada en el tiempo, en algunos casos incluso hasta la actualidad, a pesar del cese de la intervención o el cambio de profesional de referencia.

El compromiso sostenido de los grupos formados, permitió el desarrollo de interesantes iniciativas muchas de las cuales partieron de sus propias voces, con el objetivo de mejorar, no sólo sus conocimientos y habilidades personales, sino su capacidad participativa y las condiciones de habitabilidad de sus espacios cercanos, mostrando una increíble potencialidad para transformar y dejar su personal huella en el entorno, lo que podríamos ilustrar con algunos ejemplos que hemos considerado relevantes y significativos de la intervención desarrollada:

- Un grupo de adolescentes, formado por chicos y chicas de diferentes orígenes culturales y con dificultades a nivel social, familiar y educativo importantes, adquirió el compromiso de participar en actividades de ocio y tiempo libre por las tardes. Tras la negociación y el consenso entre sus miembros se tomó la decisión de llevar a cabo algún taller que generase un beneficio o cambio en el aspecto de la comunidad. Durante varios meses, se llevó a cabo un taller de pintura que dio como resultado un conjunto de obras que, si bien no pudieron ser colgadas en las paredes de su edifico como inicialmente habían planificado, si pudieron ser expuestas en el centro cultural del barrio durante varias semanas, mostrando a la comunidad los resultados de su esfuerzo y sus propuestas de mejora, contribuyendo, además, a modificar la imagen social de los jóvenes del barrio y mejorando su autoestima.
- La participación de niños y niñas en edad escolar dentro de los grupos iniciados para trabajar sobre la adquisición de competencias y hábitos que mejorasen el desempeño escolar era mayoritaria. Sin embargo, se detectaba

cierto desinterés y desvinculación por parte de las familias, por lo que se propuso a los participantes generar un producto que mostrase los resultados de los trabajos desarrollados por el grupo y, a la vez, mantuviese informados a sus familiares. Se creó así una revista informativa, que se empleó, además, para trabajar de manera transversal competencias necesarias para el desempeño adecuado del rol escolar como la lectura comprensiva, la escucha activa, la psicomotricidad fina, estrategias de estudio, empleo de nuevas tecnologías, etc. centrándonos, también, en temáticas que eran de interés para los participantes y que promocionaban un ocio alternativo y saludable. Se crearon así tres revistas de carácter bimensual que mostraban artículos, reflexiones y pasatiempos sobre salud, actividad deportiva y cine que fueron distribuidas por cada participante entre sus familiares, lo que mejoró la percepción del trabajo realizado desde el recurso y la vinculación con el mismo por parte de padres y madres, además de fomentar su implicación en los procesos iniciados por sus hijos.

- Con motivo de las vacaciones en período estival, se llevaron a cabo actividades lúdicas para los niños de menor edad, con la finalidad de promover un adecuado aprovechamiento del tiempo libre y apoyar la conciliación de la vida laboral y familiar de los padres y/o madres, en la medida de lo posible. Durante varios años se desarrollaron en estos espacios sesiones de salud, participación y cuidado de la comunidad que, a su finalización, recibieron siempre una valoración muy positiva entre los participantes y sus familias, exportándose, incluso, a otros distritos e implementándose de manera igualmente exitosa.

- Durante varios meses la participación de jóvenes cesó o se hizo muy irregular. Se llevaron a cabo nuevos procesos de captación y se plantearon nuevas propuestas que resultaron infructuosas. Finalmente, fueron los propios jóvenes los que se dirigieron al recurso ofreciéndose a impartir una actividad de percusión como alternativa de ocio. Ellos mismos se ocuparon de difundir y dirigir la actividad, formándose definitivamente un grupo que se mantuvo durante los últimos meses de curso en el que el profesional apoyó y participó también como alumno. A través de esta iniciativa que resultó pionera se promovió la colaboración de los jóvenes que actuaron como directores de la actividad en otras iniciativas, consiguiendo incluso la inserción laboral temporal de uno de ellos para impartir clases de percusión en colegios de la zona; y la formación de un grupo musical, que realizó varias actuaciones en festivales del barrio u otras iniciativas y fiestas abiertas a la comunidad.

Además de estos resultados, derivados de algunas de las intervenciones grupales desarrolladas, podríamos poner de manifiesto otras actuaciones propuestas a nivel individual y/o grupal, como las coordinaciones y derivaciones a recursos formativos y/o laborales, la elaboración de menús saludables y la realización de las compras correspondientes, las visitas a recursos culturales de la comunidad, la preparación de entrevistas laborales, la promoción de actividades deportivas, las sesiones informativas sobre drogas, etc. que, junto con los esfuerzos implementados por otros agentes y recursos, pudieron contribuir al cumplimiento de objetivos en pro de la incorporación social efectiva de niños y jóvenes, teniendo en cuenta, también, la orientación, en esta misma línea, del trabajo realizado a nivel familiar donde se llevaron a cabo asesoramientos en relación con la crianza de los hijos y la gestión del hogar, el apoyo a la tramitación de recursos y/o ayudas, así como otras cuestiones que surgieron a demanda de los participantes y que fueron resueltas en coordinación con los miembros del equipo.

La intervención con personas adultas también contempló el desarrollo de acciones formativas enmarcadas en otros proyectos de la Entidad orientados hacia la mejora de las competencias educativas y la promoción de la autonomía personal de los miembros adultos de la comunidad gitana. A través de esta iniciativa se crearon dos grupos de formación y participación ocupacional a través de las TIC haciendo uso de un aula de acceso público a Internet gestionada por la Organización. De ellos, formaron parte voluntariamente, algunos familiares de los menores con los que se intervenía, así como otros vecinos del barrio motivados.

Resultó sorprendente la buena acogida que esta actividad tuvo entre los miembros de la comunidad, que participaron en ella durante varios años de manera estable, alcanzándose algunos resultados reseñables:

- A la finalización del proyecto más de la mitad de los participantes sabía utilizar de manera autónoma programas orientados al procesamiento de texto, y otros elementos de software de uso cotidiano.
- La utilización del correo electrónico se hizo mayoritaria, promoviendo, incluso, una mayor relación entre los miembros del grupo.
- El uso del ordenador se generalizó entre los miembros que disponían de uno en sus domicilios. Se motivo el uso del aula de acceso público en otros horarios alternativos a los de la formación así como la adquisición de equipos informáticos con ayuda o de segunda mano, lo que se consiguió sólo parcialmente en algunos casos.
- Se hizo cotidiano el empleo de Internet como herramienta para la búsqueda de información y recursos entre los participantes.

- Los miembros de uno de los grupos crearon sus propios Blogs personales que emplearon para opinar sobre asuntos de interés y actualidad o hacer sus propias reivindicaciones a través de la red constituyéndose así un espacio de participación virtual.

Más allá del impacto esperable de nuestras acciones, los grupos de formación y participación ocupacional a través de las TIC, formados en su mayoría por mujeres con elevadas cargas familiares, se constituyeron como un espacio relevante, en el que sus integrantes nos hacían partícipes de sus inquietudes, realizaban sus consultas sobre temas de su interés, planteaban sus problemas y dificultades cotidianas, aportaban sugerencias, apoyaban a otras, desconectaban de sus preocupaciones diarias, se convertían en protagonistas descargándose del cuidado de otros y, en definitiva, se sentían respetadas, más capaces y autónomas como así refirieron en múltiples ocasiones, lo que nos lleva a considerar una posible mejoría en su calidad de vida, derivada de su participación en una actividad significativa.

Como parte esencial del trabajo realizado cabría destacar el impacto de nuestras actuaciones a nivel comunitario pues, además de las iniciativas abiertas al barrio, la puesta en marcha de actividades de carácter gratuito, los resultados de los trabajos realizados con niños y jóvenes, o la difusión a nivel distrital de campañas publicitarias promovidas por la Entidad para la lucha contra los prejuicios y la discriminación del pueblo gitano, se impulsó desde el recurso y con la figura del terapeuta ocupacional como referente y dinamizador, la creación de una red de coordinación de recursos que interviniesen en el territorio con niños y/o jóvenes.

Como consecuencia de las reuniones mantenidas con los agentes y entidades que se fueron sumando progresivamente a la red tras nuestra primera invitación, se definió una estructura de funcionamiento y unos criterios que modificaban la propuesta inicial (que únicamente había contemplado mejoras en la coordinación interprofesional) planteando la progresiva adhesión de jóvenes del distrito a una plataforma participativa que sumase los esfuerzos de los profesionales y de los adolescentes y cuya dirección fuera, paulatinamente, asumida por ellos mismos.

Así, como parte de la estructura de funcionamiento consensuada, se diferenciaron dos espacios de trabajo en los que nuestra figura se mantuvo presente y activa. El primero de ellos cumplía con el objetivo inicialmente propuesto de coordinar a los agentes que pretendían atender las necesidades de la infancia y la juventud en el distrito, cubriendo un vacío existente en la intervención derivado de actuaciones aisladas y sectoriales, cuyas principales acciones se orientaron hacia la mejora de los canales y el tránsito de información entre profesionales, el apoyo a entidades locales, la organización de actividades para el barrio propuestas desde una única voz que representase a todos y todas, la mejorara de la calidad de la intervención ante casos comunes, la formación interna de los agentes, etc.

Del segundo de los espacios se derivaba la responsabilidad de generar las condiciones necesarias para promocionar el surgimiento de iniciativas juveniles de participación social gobernadas por los propios adolescentes. Dicha labor fue asumida por un grupo más reducido de profesionales pertenecientes a diferentes organizaciones, cuya labor, en un primer momento, se centró en la clarificación del proceso y los resultados deseables así como la definición de los principios metodológicos de actuación y el consenso al respecto de nuestro papel como profesionales en el acompañamiento a los jóvenes que se involucrasen en el mismo. Para lo cual, se hicieron necesarias múltiples reuniones y grupos de reflexión, trabajo individual y con los equipos de referencia y el uso de herramientas de apoyo como las utilizadas en la planificación estratégica o la identificación y graduación de utopías.

Destacaremos, además del incuestionable valor de las aportaciones realizadas por todos los agentes participantes y sus compañeros de equipo, las actitudes adoptadas por cada uno de ellos y la predisposición de sus respectivas organizaciones, pues en esta etapa se hacía imprescindible asumir el compromiso de pensar más allá de los intereses y objetivos de nuestros respectivos proyectos y recursos, buscando un beneficio colectivo mayor.

Además de poner de manifiesto y asumir como parte esencial del proceso, la necesidad de renunciar a nuestras correspondientes cuotas de poder, derivadas de nuestras posiciones profesionales como gestores de recursos, en beneficio de los jóvenes con los que se iba a trabajar.

A través de esta metodología de trabajo se pudo definir el resultado esperable a largo plazo, que no era otro que, facilitar y apoyar el surgimiento de un grupo de jóvenes de orígenes diversos, relativamente estable pero abierto, con autonomía y capacidad de autogestión. Representativo de las diferentes realidades del distrito y con una visión crítica del mismo. Capaz de identificar, inicialmente, las inquietudes y necesidades de los jóvenes y, con posterioridad, del resto de la población; con herramientas para la formulación e implementación de sus propios proyectos y con la capacidad para evaluar sus iniciativas y reorientarlas si procede, favoreciendo el desarrollo local y la dinamización de la vida social (34). Para ello se diferenciaron varias etapas que podrían servir como guía orientativa del proceso (34). Teniendo en cuenta que no todas se han desarrollado, a continuación las explicaremos brevemente:

- Fase de análisis y consenso metodológico: imprescindible para poner de manifiesto las inquietudes de todos los profesionales implicados, conformarnos como un grupo con un único criterio de actuación a pesar de nuestros orígenes diversos y enriquecernos, a la vez, de nuestra propia diversidad en cuanto a formaciones y experiencias, asumiendo los siguientes compromisos:
    - Nuestra implicación en el proceso tendría un principio y un final que se alcanzaría de manera gradual.
    - Se respetarían en todo momento las decisiones adoptadas por los participantes.
    - Nos adaptaríamos a los ritmos que los participantes estableciesen.
    - Pondríamos al servicio del proceso y de los participantes nuestros respectivos recursos.
    - Nuestra implicación se retiraría de manera paulatina pasando por varias fases (captación, apoyo intenso, colaboración, acompañamiento, asesoramiento, supervisión, desvinculación y reorientación).
    - Se trabajaría en busca de un consenso para facilitar el manejo compartido de conceptos como participación, autonomía, autogestión, proceso, juventud, etc.
    - Nuestra intervención tendría lugar en espacios accesibles, cómodos y, preferiblemente, que los jóvenes considerasen como propios.
    - El carácter dinámico, lúdico y creativo estaría siempre presente en nuestras acciones (no podemos olvidar que se trabajaría con jóvenes).
    - La comunicación y la transparencia serían fundamentales en nuestro trabajo cotidiano como equipo y con los jóvenes implicados.
    - La evaluación de nuestras actuaciones tendría un carácter continuo.
    - Se asumía una tendencia hacia la reorientación de nuestras actuaciones (o incluso hacia nuestra desaparición) si se alcanzaban los resultados esperables.
    - Se mantendría informadas a todas las entidades que formaban parte de la red, valorando también sus opiniones sobre el proceso.
    - Primaría sobre nuestros objetivos individuales, el beneficio colectivo.

- Fase de conocimiento: en la que se llevó a cabo la identificación y el contacto con grupos de jóvenes (o jóvenes a título individual) con una historia participativa ya asentada en el distrito (agrupaciones deportivas, conjuntos musicales, asociaciones vecinales y estudiantiles, etc.) o con un perfil "promotor" con el objetivo de detectar posibles interesados en involucrarse en la creación de un grupo participativo.

- Fase de análisis y colectivización de necesidades: trabajo con los participantes para alimentar su vinculación con la meta y el proceso y su cohesión como grupo motor. Promover la definición y asunción de nuevos objetivos con un carácter colectivo, priorizándolos frente a los individuales.

- Fase de consolidación e investigación: desarrollo por parte del grupo y con el asesoramiento de los profesionales, de una investigación participada. Análisis de las realidades de sus diferentes grupos de referencia y toma de conciencia de las necesidades existentes en el distrito.

- Fase de acción y autonomía: proceso de priorización de necesidades y exploración de los propios recursos y de los del entorno en busca de posibles soluciones. Formulación de nuevas propuestas si se requiere. Implementación de las acciones estimadas oportunas y evaluación de las mismas.

Como es evidente, se desarrollaría de manera transversal a todo el proceso, una fase formativa que promoviese la adquisición de los conocimientos y las competencias necesarias para desarrollar una visión crítica de la realidad y una participación efectiva en el entorno.

Creemos que, a tenor de algunos de los resultados expuestos en este apartado y de otros que se dieron (de manera conscientemente buscada o no) a lo largo del desarrollo de la intervención, podemos valorar positivamente nuestro impacto en el entorno y ser optimistas respecto a nuestras capacidades como disciplina y la utilización de la ocupación como elemento diferencial y significativo que contribuya a nuestra progresiva incorporación profesional en los procesos comunitarios de lucha contra la exclusión social.

Obstáculos y Aspectos Facilitadores

A lo largo de la experiencia descrita, los lectores habrán podido identificar ya algunos factores que han catalizado o inhibido el desarrollo de los proyectos planteados. En las siguientes líneas se incidirá sobre algunos de ellos a fin de poder esclarecer su repercusión en la resolución de los problemas identificados, esperando que estas reflexiones puedan ser de utilidad en la formulación de iniciativas futuras de Terapia Ocupacional en y con la comunidad. En este sentido, es incuestionable la influencia negativa de determinadas condiciones contextuales desfavorecedoras presentes en las vidas cotidianas de las familias con las que se intervino, en el desarrollo de las propuestas y la consecución de los resultados esperables. Aspectos que escapan de nuestro inmediato control, y que tiene que ver con una organización social determinada, condicionan nuestro margen de actuación profesional e influyen de manera negativa en la calidad de vida de las personas, por lo que consideramos prioritario abrir líneas de debate y acción que nos conduzcan hacia otros modelos sociales basados en el respeto a la diferencia, la igualdad de oportunidades y la sostenibilidad. Algunos de estas condiciones, reconocidas a través de la práctica en el contexto, fueron:

- La persistencia de dificultades asociadas al acceso, el mantenimiento, el uso y las condiciones de habitabilidad de las viviendas.

- La ausencia real de itinerarios formativos y de respuestas educativas verdaderamente adaptadas a las necesidades de estos niños y jóvenes dentro de un sistema educativo de carácter doctrinal (35).

- En consecuencia, la inserción de determinados sectores de población en acciones formativas y/o puestos laborales que podrían tender hacia la reproducción de las mismas condiciones sociales desfavorecedoras.

- La ausencia general de reconocimiento a la riqueza cultural propia de la comunidad gitana, y la tendencia hacia su única responsabilización en problemáticas derivadas de la marginalidad y el conflicto.

- El desconocimiento y la escasa sensibilización de la población hacia las dificultades que viven las personas en situación o riesgo de exclusión social.

- La existencia de recursos limitados y la competencia por el acceso a los mismos de las personas en situación de dificultad social.

- La prevalencia de pensamientos y conductas racistas y discriminatorias fuertemente arraigadas en la sociedad.

- El desinterés generalizado hacia un sector laboral que no genera beneficios directos e inmediatos y cuyos principales destinatarios se encuentran fuera de los círculos de la representación institucional, la competitividad, la producción y el consumo.

- La predominancia de modelos de práctica profesional en el ámbito de la intervención social, educativa y sanitaria basados en una filosofía occidental dominante, poco cuestionados, que han venido reproduciendo la dependencia institucional y la discapacidad social de ciudadanos perfectamente capacitados.

A todo ello se suman las dificultades propias de la casuística personal y de cada seno familiar (desestructuración, dependencias, dificultad de acceso a recursos, etc.) enmarcadas dentro de una situación global de crisis o decrecimiento económico y destrucción de empleo, cuyo reflejo directo en la realidad de las ciudades se agrava en el caso de los barrios más desfavorecidos. Además, no pueden obviarse las consecuencias derivadas del funcionamiento del sector laboral de los profesionales de referencia, destacando una marcada tendencia hacia la privatización o la subrogación de determinados servicios públicos, lo que genera una mayor competitividad entre las organizaciones locales por el acceso a los recursos, en un momento y ante una realidad que demanda respuestas de carácter colectivo y unificado. La empresa privada, regida por un funcionamiento basado en la oferta y la demanda, los costes y los beneficios, suele reclamar resultados inmediatos en detrimento de la calidad y la necesidad de emprender procesos de cambio a largo plazo; requerimientos a los que suele sumarse, en muchas ocasiones, la administración subcontratante y, en cualquier caso, competente. Algunas de las consecuencias que de ello se derivan y que repercuten de manera directa sobre la intervención de los profesionales en el entorno son:

- Precariedad en el sector y elevada movilidad laboral de los profesionales. Los vínculos entre los profesionales y las personas atendidas son cada vez más débiles a consecuencia de ello.
- Competitividad y tendencia hacia una intervención individualista en el contexto sin promocionar la coordinación entre las entidades.
- Escasa confianza en los procesos y exigencia de inmediatez en la consecución de resultados.
- Tendencia hacia la reducción de costes. El diseño y la implantación de un proyecto requiere, como se ha comprobado, un tiempo para el análisis de la realidad, para su adaptación al contexto, su evaluación y/o reorientación; tiempo del que no siempre se dispone.
- Priorización de la intervención sobre las problemáticas personales más destacables sin tiempo para el desarrollo de acciones que apunten a sus causas estructurales.
- Predominio de un interés sobre el incremento de los datos cuantitativos, en detrimento de la información de carácter cualitativa que es relegada a un segundo plano.
- Progresiva desmotivación profesional.
- Asunción de una filosofía de intervención "aséptica", sin compromiso en la acción social y política, como el modelo de intervención óptimo entre los profesionales.
- Incoherencias a nivel técnico derivadas del choque de intereses que supone trabajar en busca de la autonomía de las personas, a la vez que se pretende sostener nuestra presencia profesional en el entorno y en el tiempo.

Sin embargo, para el desarrollo de una intervención sustentada en las potencialidades de las personas con las que trabajamos, consideramos esencial que todos estos condicionantes no eclipsen determinados aspectos que también pueden identificarse con facilidad en el contexto, entre los que a continuación citaremos algunos, por su repercusión positiva en el proceso de identificación de necesidades e implementación de los proyectos descritos:

- Importante cohesión entre los miembros de la comunidad. Redes de apoyo y vínculos familiares fuertes y estables, existentes entre muchos de los protagonistas del proceso.
- Motivación hacia la acción. Interés de los participantes por ocupar su tiempo de una manera significativa.
- Elevada capacidad para sobreponerse a las adversidades desarrollando aptitudes positivas no siempre identificadas o asumidas por los protagonistas como propias, pero conformando una "resiliencia latente".
- Voluntad de cambio. Cualquiera de los protagonistas haría propio un discurso encaminado hacia la consecución de nuevos retos que supongan una mejora de las condiciones de vida para las generaciones futuras.
- Contextos por inventar y construir. El trabajo sobre entornos menos dotados o incluso yermos en recursos e iniciativas, en los que todo está por hacer, abre un abanico amplísimo de posibilidades para la intervención en y con la comunidad. Por esta misma razón, el impacto de cualquier transformación en el entorno, por pequeña que sea, será relevante y significativa para las personas que en ellas hayan participado.
- Paulatina evolución de las prácticas sociales y sanitarias. Orientación hacia modelos más abiertos a la comunidad, participativos, centrados en los intereses de las personas y que promuevan la acción coordinada de todos los implicados.

A partir del proceso de sistematización emprendido, que ha dado como resultado la redacción de este capítulo, han podido extraerse algunas conclusiones que consideramos de importancia a la hora de compartir con el colectivo el aprendizaje sustentado en la experiencia descrita. Consideramos que si realmente los profesionales de la Terapia Ocupacional quieren constituirse como un referente significativo para las poblaciones en situación o riesgo de exclusión y ser tenidos en cuenta en las iniciativas de promoción de la salud en comunidad, deben poner de manifiesto nuestras potencialidades como disciplina, pero también reconocer y paliar las carencias derivadas de una formación basada en paradigmas difícilmente ajustables y de escasa utilidad en estos ámbitos de actuación. Así mismo, debe alimentarse la conciencia crítica de los estudiantes favoreciendo el desarrollo de una capacidad analítica que trascienda las barreras de los factores individuales asociados, actualmente en exclusividad a los estados de salud y/o enfermedad.

Partiendo de esta base, en la que como profesionales reconocemos nuestras competencias y déficits para el desarrollo de una intervención comunitaria de carácter óptimo, hemos de señalar algunos elementos y/o estrategias, derivadas del aprendizaje en el camino recorrido, que podrían ser tenidos en cuenta a la hora de emprender mejoras en procesos futuros de similares características. Así, sería de obligada necesidad para el planteamiento de nuevas iniciativas, tener aún más en cuenta a la comunidad en cada una de las etapas del proceso y buscar, desde el inicio, apoyos y sinergias en el desarrollo de este tipo de proyectos, haciendo partícipes a las administraciones, otras organizaciones no lucrativas y a la población, con el objetivo de mejorar su sostenibilidad.

De la misma manera, debe promoverse la investigación y el desarrollo de modelos y herramientas propias de TO con mayor capacidad adaptativa para el trabajo en y con la comunidad, además de promocionarse la supervisión y el peritaje externo en apoyo a la mejora de la calidad y la reorientación de los proyectos.

Así mismo, convendría obviar, en la práctica cotidiana, las luchas interprofesionales, aceptando la riqueza y complementariedad que ofrece el trabajo conjunto e interdisciplinar.

Sería imprescindible trabajar, aún con mayor hincapié, la toma de conciencia sobre aquellos aspectos que tienen que ver con la organización de nuestro sistema social, identificando en él los engranajes que dificultan nuestro desarrollo y autonomía y articulando respuestas orientadas a paliar nuestros malestares cotidianos, a la vez que contribuimos a un cambio de estructura (43). Por último, sería necesario trabajar con mayor insistencia sobre el progresivo desprendimiento del profesional de referencia, paralelamente al fortalecimiento de las redes locales de apoyo, buscando la paulatina asunción de funciones, responsabilidades y poderes por parte de la comunidad, facilitando su proceso de emancipación, autogestión, conquista de derechos y autonomía.

La Terapia Ocupacional puede hacer valer su visión, estrategias y capacidades como disciplina singular para hacer frente, en cooperación con otras, a las dificultades que someten y alienan las vidas de las personas más desfavorecidas, pero sólo podremos desarrollar nuestro máximo potencial si asumimos el reto de colaborar en la construcción de sociedades e instituciones diferentes, para lo cual deben afianzarse nuestros vínculos intra e intercolectivos y renovarse nuestros compromisos personales y profesionales con las resoluciones internacionales que claman por la equidad y la justicia en materia de salud (36, 37, 38, 39, 40, 41, 42).

Ante la realidad compleja que se ha descrito, la solidez del sistema predominante y la incertidumbre que genera el desafío novedoso o el camino por inventar, podríamos caer en el desánimo o, lo que sería aún peor, en la reproducción de relaciones jerarquizadas (profesional-pacientes) favorecedoras de la perpetuación de la dependencia. Para evitarlo, conviene llevar a cabo una evaluación pormenorizada de nuestras propias acciones y reafirmarnos en los criterios guía que sustentan nuestra intervención. Confiar firmemente en dichos criterios y hacer lo posible porque queden reflejados en nuestros respectivos proyectos y actuaciones cotidianas (más allá de nuestra labor profesional), supone el principal desafío a afrontar:

- Apostar por la naturaleza ocupacional, la capacidad y la autonomía de las personas para y con las que trabajamos.
- Creer en la importancia y la calidad de los procesos y confiar en la consecución de objetivos a largo plazo.
- Promover la acción coordinada y hacia una meta común de todos los agentes implicados en el contexto.
- Reafirmar la capacidad instituyente de las personas (43) y facilitar la acción transformadora sobre el entorno.
- Intervenir sobre las consecuencias y también sobre las causas de las problemáticas sin disociarlas.
- Fomentar el protagonismo de las personas ante sus procesos basándonos en una práctica centrada en sus propios intereses.
- Facilitar la toma de conciencia y el desarrollo de una mentalidad crítica ante la realidad presente como revulsivo para el cambio.

- Tener siempre presente nuestro carácter temporal en el entorno. Nuestras acciones y nuestra figura deben tener un principio y un fin que debemos asumir y por el que debemos luchar.
- No olvidar el compromiso político establecido con las personas con las que trabajamos y sus dificultades.
- Reinventarnos ante la adversidad o el surgimiento de nuevas problemáticas.

Ratificarnos en estos criterios supondrá en muchos casos poner de manifiesto las incongruencias, desaciertos y estrategias de sostenibilidad del sistema y de las instituciones que éste articula para su correcto ordenamiento (sistema e instituciones de las que formamos parte como profesionales y ciudadanos), y, en consecuencia, evidenciar el conflicto de intereses y las resistencias al cambio, que difícilmente podremos vencer a título individual. Por lo que, una vez más, reiteramos la necesidad de generar vínculos y fomentar la acción colectiva y coordinada para la consecución de una transformación real que se traduzca en la conquista de los derechos de las personas que se encuentran en situación de mayor vulnerabilidad.

Siendo conscientes de nuestro rol y misión en la sociedad, de nuestros aciertos y errores, competencias y limitaciones, se abre ante nuestros pies un camino por explorar que nos conduce hacia nuevos modelos de práctica profesional en y con la comunidad que nos demandarán mayores responsabilidades, compromisos y esfuerzos propositivos para el inicio de la metamorfosis, siquiera mínima, de la realidad presente.

Asumir esos desafíos, posicionándonos del lado de los vulnerables e iniciando, de la mano con ellos, ese camino, es el reto que queda en el tejado de la Terapia Ocupacional y de sus profesionales, cuya asunción podría suponer una mayor repercusión social para nuestra disciplina pero, sobre todo, un verdadero reconocimiento al valor, la dignidad y los derechos humanos de las personas a las que nuestra profesión debe su verdadero significado.

Bibliografía

1. Ministerio de Sanidad y Consumo. Fundación Secretariado Gitano. Salud y Comunidad Gitana [Monografía en Internet]. Madrid: Ministerio de Sanidad y Consumo; 2005 [Acceso 1 abril de 2009]. Disponible en: **http://www.gitanos.org/publicaciones/SaludyCGitana/index.htm**

2. *Iwama M.K.* Ubicación en el contexto. Cultura, inclusión y terapia ocupacional. En *Kronenberg F.*, Simó S y *Pollard N.* Terapia Ocupacional sin fronteras: aprendiendo del espíritu de supervivientes. Madrid: Médica Panamericana. 2006. P 127-140.

3. *Iwama M.K.*, Simó Algado S. Aspectos del significado, cultura e inclusión en Terapia Ocupacional. TOG (A Coruña) [Revista en Internet]. 2008; 5 (8): [23 p.]. Disponible en: **http://www.revistatog.com/num8/pdfs/modelo1.pdf**

4. Fundación Secretariado Gitano (FSG). Discriminación y Comunidad Gitana. Informe 2009. [Monografía en Internet]. Madrid: Fundación Secretariado Gitano; 2009 [Acceso 30 de enero de 2010]. Disponible en: **http://www.gitanos.org/upload/29/34/Informe_Discriminacion_FSG_2009. pdf**

5. *Makkonen*. Multiple, Compound and Intersectional Discrimination: Bringing the Experience of the Most Marginalized to the Fore. 2002.

6. *Emeric. D.* Terapia Ocupacional en la Comunidad: identificación de las necesidades ocupacionales de grupos étnicos minoritarios en riesgo de exclusión. TOG (A Coruña) [Revista en Internet]. Pendiente de publicación.

7. *Law M, Cooper B, Strong S, et al. The person-enviroment-occupation model: a transactive approach to occupational performance. Can J Occup Ther* 1996; 63 (1): 9-23.

8. *Egan M., Townsend E.* Lucha contra la marginación por discapacidad utilizando tres modelos canadienses. En: *Kronenberg F.*, Simó S. y *Pollard N.* Terapia Ocupacional sin fronteras: aprendiendo del espíritu de supervivientes. Madrid: Médica Panamericana. 2006. P 199-213.

9. *AOTA "Occupational Therapy Practice and Framework: Domain and Process",.The American Journal of Occupational Therapy.* 2002, vol.56, num. 6, 609- 639. Traducción y adaptación al español por Fernández, M. y Fernández, J. Marco de trabajo para la práctica de la terapia ocupacional: ámbito de competencia y proceso. [Monografía en Internet]. 2005 [30 septiembre 2009] Disponible en: **http://www.terapiaocupacional.com**

10. *Canadian Association of Occupational Therapists. Enabling occupation: an occupational therapy perspective. Ottawa, ON: Canadian Association Occupational Therapists;* 1997.

11. *Kronenberg F. In search of the political nature of occupational therapy. MSc OT paper (unpublished). Linkoping University, Sweden.* 2003.

12. Silva G. Resiliencia y violencia política en niños. Colección Salud Comunitaria, serie Resiliencia. Universidad Nacional de Lanus. Fundación Vernard Van Leer. 1999

13. *Emeric, D.* Intervención con menores en riesgo de exclusión. Ponencia presentada en las I Jornadas de la Asociación Burgalesa de Estudiantes de Terapia Ocupacional (no publicado). Burgos: Universidad de Burgos. 2007

14. Ministerio de Sanidad Consumo. Fundación Secretariado Gitano. Guía para la actuación con la Comunidad Gitana en los Servicios Sanitarios. Madrid: FSG. 2006.

15. Fundación Secretariado Gitano. Informe anual 2005 FSG Madrid. Madrid: Fundación Secretariado gitano. 2005.

16. Martínez Reguera E. Cachorros de Nadie. Descripción psicológica de la infancia explotada (8ª edición). Madrid: Editorial Popular. 2007.

17. Fundación Secretariado Gitano. El acceso del alumnado gitano a la enseñanza secundaria, Dossier de educación nº 4. Revista Gitano, cultura y pensamiento. Revista bimestral de la FSG. 2006; 34/35, pp 27- 50.

18. Dueñas RM *et alt.* Influencia de factores socioeconómicos en la evolución y seguimiento del embarazo. Revista Atención Primaria. 1997; vol. 19, nº 4.

19. San Román T. Entre la marginación y el racismo. Reflexiones sobre la vida de los gitanos. Madrid: Alianza Universidad. 1994.

20. Viana I y Pellegrini M. Consideraciones contextuales en la infancia. Introducción al desarrollo del niño. En Polonio B, Castellanos MC y Viana I. Terapia Ocupacional en la Infancia. Teoría y práctica. Madrid: Médica Panamericana. 2008. P 1-18.

21. *Baumrind D. Child-care practices anteceding three patterns of preschool behaviour. Genetyc Psychology Monographs.* 1967; 75, pp 43-88.

22. *Iwama M. K.* El modelo Kawa (río). Naturaleza, flujo vital y poder de la terapia ocupacional con relevancia cultural. En *Kronenberg F.,* Simó S. y *Pollard N.* Terapia Ocupacional sin fronteras: aprendiendo del espíritu de supervivientes. Madrid: Médica Panamericana. 2006. P 214-231.

23. *Wilcock, A. Reflections on doing, being and becoming. Canadian Journal of Occupational Therapy,* vol.56, 248-256.

24. *Kronenberg F.* y *Pollard N.* Superar el *apartheid* ocupacional: exploración preliminar de la naturaleza política de la terapia ocupacional. En *Kronenberg F.,* Simó S. y *Pollard N.* Terapia Ocupacional sin fronteras: aprendiendo del espíritu de supervivientes. Madrid: Médica Panamericana. 2006. P 55-84

25. Montoya MA. Las claves del racismo contemporáneo. Madrid: Libertarias/Prodhufi. 1994

26. Cabedo VR *et alt.* Cómo son y de qué padecen los gitanos. Revista de Atención Primaria. 2000; vol.26, n° 1.

27. Fos E. *et alt.* Elevado riesgo de infección por el virus de la hepatitis B en la población de raza gitana. Revista Medicina Clínica. 1987; Vol. 89, n° 13.

28. Martínez-Frías ML. Análisis del riesgo que para defectos congénitos tienen diferentes grupos étnicos de nuestro país. Revista Española de Pediatría. 1998; vol. 48n, n° 4.

29. Ministerio de Sanidad y Consumo. Fundación Secretariado Gitano. Comunidad Gitana y Salud. La situación de la comunidad gitana en España en relación con la salud y el acceso a los servicios sanitarios. Conclusiones, recomendaciones y propuestas. Madrid: MSC - FSG. 2008.

30. Rovira A. La buena crisis. Reinventarse a uno mismo: la revolución de la conciencia. Madrid: Aguilar. 2009.

31. Sánchez J. Diferencia étnica en la actividad asistencia de urgencias. Aproximación a la realidad Gitana. Revista Anales Españoles de Pediatría. 2002; vol. 56, n° 1.

32. Fundación ONCE - FSG. La situación de multidiscriminación ante el empleo en personas de etnia gitana con discapacidad. Fundación ONCE. 2008.

33. *Truslow, J. The Epic of America. Simon Publications.* 1931.

34. Plataforma de Infancia y Juventud de Villaverde (PIJ) Actas de la Red de Recursos de Infancia y Juventud de Villaverde y del Espacio de Dinamización Infantil y Juvenil. Documentos internos no publicados. 2008

35. *Chomsky, N.* La (Des) Educación. Barcelona: Crítica. 2001.

36. Conferencia Internacional sobre Atención Primaria de Salud. Declaración de Almá-Atá. 1978

37. Conferencia Internacional sobre Promoción de la Salud. Carta de Ottawa. 1986.

38. Conferencia Internacional sobre Promoción de la Salud. Declaración de Yakarta. 1997.

39. WFOT. WFOT Declaración de posicionamiento sobre los Derechos Humanos. [Documento en Internet]. 2006 [30 enero 2010] Disponible en: **http://www.wfot.org/office_files/Spanish%20HR%20Derechos%20Huma nos%20FMTO%20150808%283%29.pdf**

40. WFOT. WFOT Documento de posicionamiento sobre Rehabilitación Basada en la Comunidad (RBC). [Documento en Internet] 2004 [30 enero 2010] Disponible en: **http://www.espaciotovenezuela.com/pdf_to/RBC.pdf**

41. *Kronenberg F.*, Frasen H. y *Pollard N.* Una llamada a la profesión a comprometerse con población afectada por *Apartheid* Ocupacional. Revista Informativa de la APETO. 2005; n° 38 pp 3-15.

42. Cucco, M. Paradigmas predominantes en la Atención Primaria de Salud. Aportes de la Metodología de Intervención Comunitaria centrada en los Procesos Correctores Comunitarios. Ponencia del Primer Simposium de la Metodología de los Procesos Correctores Comunitarios. La Habana. 2001.

43. Cucco, M. ProCC: Una propuesta de intervención sobre los malestares de la vida cotidiana. Del desatino social a la Precariedad Narcisista. Buenos Aires: Atuel. 2006.

44. Barragán C. Ámbito escolar. En: Polonio B, Castellanos MC y Viana I. Terapia Ocupacional en la Infancia. Teoría y práctica. Madrid: Médica Panamericana; 2008. P. 291-302.

Conclusiones

Esta segunda parte ha mostrado cinco experiencias únicas con objetivos difíciles de lograr y donde el foco de cada uno de los programas ha sido la inclusión de grupos marginados y excluidos, de personas en situación de alto riesgo y extremadamente vulnerables.

Independiente de los factores desfavorables, los terapeutas ocupacionales dispuestos a dejar huellas en un camino arduo, escriben sus relatos fundamentados desde una base teórica, actualizada, mostrando escenarios culturales, climáticos y de desarrollos tan diversos como son África, Europa y América del Sur.

Debemos agradecer a los autores por mostrar sus programas, sistematizar sus actividades, relatar sus encuentros y desencuentros y lo más importante darnos cuenta de la entrega por parte de los colegas de su experiencia desde el conocimiento a una comunidad que tanto lo necesita, y también a la comunidad de los terapeutas ocupacionales ávidos de profundizar y desarrollar nuevas ideas a nivel local y mundial

ANEXO: *Pauta de sistematización de Buenas Prácticas en Rehabilitación Basada en la Comunidad*

"La sistematización es aquella interpretación crítica de una o varias experiencias que, a partir de su ordenamiento y reconstrucción, descubre o explicita la lógica del proceso vivido, los factores que han intervenido en dicho proceso, como se han relacionado entre sí, y por qué lo han hecho de ese modo."

Oscar Jara. 1998. Para sistematizar experiencias. ALFORJA. San José, Costa Rica

1. Descripción General de la Propuesta

2. Antecedentes y Propuesta Teórica
   - Conceptualización del proyecto al momento de su diseño; fundamentos teóricos en los que se sustentó la experiencia.
   - ¿Qué problemas motivaron la intervención?
   - ¿Qué actores participaron en la construcción del problema?
   - ¿Cómo se concibe el problema y la solución?
   - ¿Qué actores participaron en la solución del problema?

3. La comunidad Intervenida
   - Características (análisis histórico social)
   - ¿Cuál era la situación inicial, antes de la intervención?

4. Metodología de abordaje
   - ¿Qué objetivos se plantearon y qué acciones se tomaron para resolver esos problemas?
   - Forma en que participa la comunidad
   - Metodología adoptada para definir el problema y la solución.
   - Estrategias de intervención y Técnicas

5. Análisis de proceso y resultados

   - Resultados logrados de los propuestos originalmente; resultados imprevistos que se lograron y por qué; cómo se alcanzaron; qué factores influyeron a favor o en contra; papel de la metodología y de las modificaciones introducidas para su logro; del equipo; de la población meta; de otros actores; contribución de los resultados a la solución del problema; nuevas necesidades surgidas;

sostenibilidad; condiciones para ello.

- ¿Cuáles han sido las principales etapas o momentos del proceso?
- ¿Cuál es la situación actual? (¿Qué cambios se produjeron y qué impacto han tenido?)
- ¿Hay correspondencia entre los resultados obtenidos y los objetivos que estaban propuestos?
- ¿El método logra propósitos originales?
- ¿Se logran resultados que perduren a largo plazo?
- ¿Implican dependencia o generan recursos para la autonomía?

6. Obstáculos y Desafíos asumidos

- Factores que afectaron positiva o negativamente la experiencia: a nivel institucional (recursos asignados, cambios en las políticas y prioridades, organización, etc.) y del entorno (situación social, económica y política del país y de la zona, condiciones socioeconómicas, climáticas, geográficas, etc.).

7. Conclusiones y recomendaciones

- ¿Qué factores del contexto dificultaron el proceso?
- ¿Qué factores del contexto favorecieron el proceso?
- ¿Es posible obtener resultados parecidos en condiciones similares?

8. Lecciones aprendidas

- Principales aportes de la experiencia al trabajo en áreas que enriquezcan la teoría y/o la práctica.
- Cumplimiento de los supuestos teóricos y propuestas metodológicas o de las reformulaciones para adecuar teoría y práctica; aciertos y errores
- ¿Qué puede sugerirse acerca del enfoque, el método, las estrategias, los resultados, el uso de los recursos aplicados en la experiencia?
- ¿Qué se debería hacer diferente?
- ¿Qué se debería hacer de la misma forma?
- ¿Qué elementos nuevos habría que incorporar en intervenciones futuras?
- ¿Qué sugerencias hay para la sostenibilidad?
- ¿Qué dudas o inquietudes quedan abiertas?

9. Recomendaciones

- ¿Qué recomendaciones surgen para otros programas?